北京大学妇产科掌中宝系列

产科超声掌中宝

主　编　陈　倩　杨慧霞

副主编　孙　瑜　陈俊雅
　　　　张潇潇

编　者（按姓氏汉语拼音排序）
　　　　陈俊雅　范丽欣
　　　　黄瑞娜　景柏华
　　　　李　晨　王林林
　　　　张潇潇　朱毓纯
　　　　祝　榕

U0197388

北京大学医学出版社

CHANKECHAOSHENG ZHANGZHONGBAO

图书在版编目（CIP）数据

产科超声掌中宝 / 陈倩，杨慧霞主编 . – 北京：
北京大学医学出版社，2021.1
ISBN 978-7-5659-2318-0

Ⅰ . ①产… Ⅱ . ①陈… ②杨… Ⅲ . ①产科学—超声
波诊断 Ⅳ . ① R714.04

中国版本图书馆 CIP 数据核字 (2020) 第 223775 号

产科超声掌中宝

主　　编	：陈　倩　杨慧霞	
出版发行	：北京大学医学出版社	
地　　址	：（100083）北京市海淀区学院路 38 号　北京大学医学部院内	
电　　话	：发行部 010-82802230；图书邮购 010-82802495	
网　　址	：http://www.pumpress.com.cn	
E – mail	：booksale@bjmu.edu.cn	
印　　刷	：北京金康利印刷有限公司	
经　　销	：新华书店	
责任编辑	：刘　燕　　责任校对：靳新强　　责任印制：李　啸	
开　　本	：787 mm × 1092 mm　1/32　　印张：11　字数：230 千字	
版　　次	：2021 年 1 月第 1 版　2021 年 1 月第 1 次印刷	
书　　号	：ISBN 978-7-5659-2318-0	
定　　价	：58.00 元	

本书由
北京大学医学出版基金资助出版

主编简介

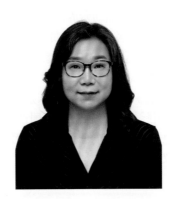

陈倩，北京大学第一医院妇产科　主任医师　教授

1997 年获得日本自治医科大学医学博士学位

兼任中华医学会围产医学分会第八届委员会新生儿复苏学组副组长

中华医学会第四届医疗鉴定专家库成员

曾任中华围产医学会常务委员兼副秘书长

中华围产医学会北京分会名誉主任委员及常委

北京医学会常务理事

中国优生科学协会常务理事、中国优生科学协会预防出生缺陷委员会副主任委员

妇幼健康研究会生育调控学专业委员会副主任委员

中国妇幼保健协会高危妊娠管理专业委员会副

主任委员

　　中国女医师协会第二届妇产科专业委员会委员

　　北京女医师协会妇产科专业委员会副主任委员

　　中国医药教育协会生育健康专业委员会副主任委员、中国营养学会妇幼营养分会委员

　　北京大学生物医学伦理委员会委员、世界华人医师协会妇产科分会母胎学组专家委员会委员

　　《发育医学杂志》主编，《中华妇产科杂志》《中华围产医学杂志》《中国妇产科临床杂志》《中国妇幼健康研究》《国际妇产科杂志》《中国产前诊断杂志》《中华产科急救杂志》等编委；《中华医学杂志英文版》同行评议专家等

主编简介

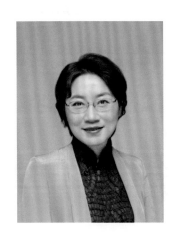

杨慧霞，北京大学第一医院妇产科主任，教授、主任医师、博士生导师，北京大学妇产科学系副主任，享受"国务院政府特殊津贴"专家，"全国优秀科技工作者""中国十大妇产医师""北京百名领军人才"等。

杨慧霞教授任中华医学会妇产科学分会副主任委员、中华医学会围产医学分会第七届主任委员、全国妇幼健康研究会副会长兼母胎医学专业委员会主任委员、中华预防医学会生命早期发育与疾病控制专业委员会主任委员、中国医师协会妇产科医师分会常务委员兼任母胎医学专业委员会副主任委员；国际妇产科联盟（Federation of Gynecology and Obstetrics, FIGO）母胎医学专家组专家、国际健康与疾病发育起源（Developmental Origins of Health and Disease, DOHaD）学会理事成员、世界卫生组织（World Health Organization, WHO）妊娠糖尿病诊断标准专家组专家、FIGO "关于青少年及育龄女性妊娠前和妊娠营养" 区域特使等。《中华围产医学杂志》总编辑，*Maternal Fetal Medicine* 杂志共同主编，《中华妇产科杂志》《中华产科急救杂志电子杂志》《中国医刊》等杂志副总编辑。

杨慧霞教授承担多项国际和国家及北京市等基金，已经发表中、英文专业论文近 600 余篇。主编以及主译 20 余部专业书籍，包括全国住院医师规范化培训教材《妇产科学》第 1 版。荣获中华医学科学二等奖及妇幼健康科学技术一等奖等多项奖励。

副主编简介

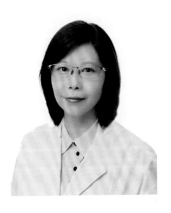

  孙瑜，北京大学第一医院主任医师，副教授。专业特长为母胎医学高危管理、胎儿发育异常产前诊断和宫内治疗。参与科技部国家重点研发计划"生殖健康及重大出生缺陷防控研究"重点专项、公益性行业科研专项、"973"国家科技计划课题项目。现任北京医学会围产医学分会副主任委员兼胎儿学组组长，中华医学会围产医学分会常务委员兼胎儿学组委员，中国妇幼健康研究会母胎医学专业委员会常务委员。《中华围产医学杂志》《中国产前诊断杂志电子版》《中华产科急救电子杂志》及《现代妇产科进展》等杂志编委。

副主编简介

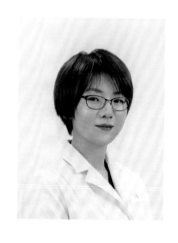

　　陈俊雅，副主任医师、副教授。多年从事妇产科超声、产前诊断和胎儿医学的工作，在妇产科超声、胎儿疾病宫内诊断和相关手术等方面积累了丰富的临床经验，尤其对于胎儿神经系统疾病的超声诊断方面颇有造诣，目前正在主持两项关于胎儿神经系统疾病的省部级课题。擅长绒毛活检、脐血穿刺和减胎术等多种产前诊断和产前治疗手术。于2014年在美国贝勒医学院妇产科学系学习产前诊断及宫内治疗。现为北京市产前诊断专家组成员，国际妇产超声学会中国分会青年委员，中国医学影像技术研究会超声分会妇产科委员会常委、北京市医师协会超声专科医师分会理事，中华预防医学会出生缺陷预防与控制专业委员会青年委员、北京医学会超声分会青年委员。

副主编简介

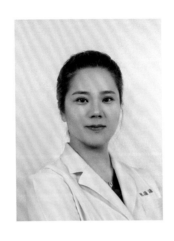

张潇潇，北京大学第一医院妇产科副主任医师，北京大学妇产科临床博士，专业方向是妇产科超声、产前诊断及胎儿医学。擅长产前超声诊断特别是胎儿泌尿系统发育异常的诊断与咨询，同时在妇科疑难超声及经阴道四维子宫输卵管超声造影等方面经验丰富，熟练掌握超声引导下有创产前诊断技术及妇科超声介入手术。现任中国超声医学工程学会妇产科超声专业委员会青年委员、中国医疗保健国际交流促进会妇产科分会青年委员、北京市超声医学学会委员、国际妇产科超声学会（International Society of Ultrasound in Obstetrics and Gynecology, ISUOG）会员。在国内外专业杂志发表多篇论文，担任副主编或参与编写、翻译多部围产医学及妇产科超声专业书籍。

前　言

　　产前超声检查是目前围生期保健和产前诊断不可或缺的辅助检查手段之一。随着围生医学、影像学以及超声医师对不同胎龄儿体内结构分辨能力的不断提升，胎儿结构异常的检出率逐年提高。在胎儿超声检查过程中如何成像标准平面，如何分辨不同胎龄儿的结构特征，以及如何使用更贴近中国胎儿群体所获取的相关生长发育量表等，都是临床工作中面临的非常现实且需要规范的问题。北京大学第一医院妇产科超声团队治学严谨，积累了大量产前超声以及异常胎儿产前诊断的影像学资料。我们经过一年多的撰写，在北京大学医学出版社的协助下，出版了《产科超声掌中宝》。本书的写作方式简明扼要，条理性强，图文并茂，查询快速方便，希望对超声科医师以及产科医师的工作能有所帮助。本书具有非常实用的临床价值。有关胎儿生物学参数量表部分，重点介绍了临床上比较常用的各种来源的量表，也含有根据目前国内围产医学界推荐的适合中国人群的评估量表。由于本书为掌中宝形式，所以不能囊括所有的胎儿异常类型，且难免有不足之处，敬请读者指正。

陈　倩

2021 年元旦于北京大学第一医院

目 录

表格索引

第一章
正常产科超声

一、正常早期妊娠

1. **检查时间** 孕 5 ~ 12 周。

2. **检查方法** 经阴道检查前排空膀胱，经腹检查前需充盈膀胱。

3. **检查内容**

（1）子宫的位置、形态和肌壁回声，以及有无占位。

（2）宫腔内孕囊的位置、大小、数目和形态，观察有无胎芽及胎心搏动。有剖宫产史者，需注意孕囊下缘与剖宫产瘢痕的距离。

（3）双附件区有无异常回声及直肠子宫陷凹情况。

4. **超声表现及测量**

（1）孕囊

① 时间：经阴道超声最早停经 4 ~ 5 周即可检出，经腹 5 周以后可检出。

② 特征：为位于宫腔中上段一侧子宫蜕膜内囊样回声，周边环绕高回声壁，于孕囊宫腔侧可见两条强回声线形成的"双环征"（图 1-1）。

③ 测量：测量孕囊三径较常用，即纵径、横径和前后径。所有径线测量均取内径。

④ 估算孕周。

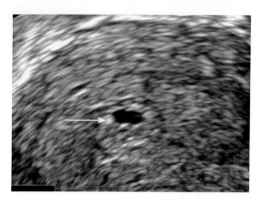

图 1-1　箭头示早孕期经阴道超声显示的孕囊

- 适用于孕 7 周内。

孕龄（d）＝孕囊平均内径（mm）+30，或孕龄（w）＝孕囊最大内径（cm）+3

孕囊平均内径（mm）＝（纵径＋横径＋前后径）/3

- 适用于孕 5～10 周，月经周期 28～30 天。

孕囊平均直径（cm）＝ 0.702GA*（W）－ 2.543

*GA，孕龄（gestational age）

⑤鉴别

- 假孕囊：为位于宫腔中央的不规则无回声区，其内可探及点状回声，为宫外孕时宫内蜕膜反应或者宫腔积血。

（2）胎芽

① 时间：经阴道超声检查最早在孕 5～6 周时即可探及。

② 特征：为位于卵黄囊一侧的强回声结构（图 1-2），一般 6 周后基本可探及原始心管的搏动。有胎心搏动，即可确定胚胎存活。心率一般应大于

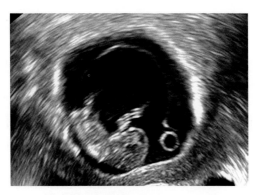

图 1-2 孕 10 周经阴道超声显示胚胎、卵黄囊及羊膜

100 次 / 分。心率越低，则胚胎的死亡率越高。

③ 测量：取胚胎正中矢状面，测量颅顶至臀部外缘的距离。大小相当于以每天 1 mm 左右的速度增长。

④ 估算孕周

• 适用于孕 7 ~ 12 周。

孕龄（d）=CRL（mm）+42，或孕龄（w）= CRL（cm）+6.5

注：CRL，头臀长（head hip length）。

• 国际早期采用，适用于 6 ~ 14 周。

$GA(d)=8.052 \sqrt{CRL(mm)} + 23.73$

⑤ 鉴别

• 脑泡：为胚胎头侧的无回声结构，属于正常发育，勿将其认为是头部囊肿。

• 生理性中肠疝：孕 9 周以后，可出现一过性生理性中肠疝，是由于肠袢的迅速生长在腹腔的挤压下突向了脐腔，于 12 周前回复到腹腔内。

（3）卵黄囊

① 时间：经阴道超声检查于妊娠 5～6 周后基本可以显示。

② 特征：为孕囊内的囊性结构（图 1-2），囊壁呈强回声，较羊膜厚，是超声明确宫内妊娠的标志。

③ 测量：取囊壁内缘测量直径。在 10 周之前卵黄囊最大直径不超过 5～6 mm，10 周以后逐渐萎缩。卵黄囊过大（>10 mm）与不良妊娠结局有关，卵黄囊过小（<3 mm）与自然流产有关。

（4）羊膜囊

① 时间：孕 6 周以后，可观察到包绕在胚胎外面的高回声羊膜。

② 特征：位于绒毛膜腔内，将胚胎与卵黄囊分离开来。在两者之间可见卵黄管相连（图 1-2）。

③ 大小：随孕周增长，12～16 周后与绒毛膜腔融合，羊膜不易显示。

二、早孕期超声筛查

1. 检查时间　孕 11～13^{+6} 周，CRL 在 45～84 mm 时测量。

2. 检查目的　测量胎儿颈后透明层厚度（nuchal translucency, NT），用于筛查胎儿的非整倍体染色体异常，以及初步形态学检查排除部分颅脑、肢体和腹壁等的发育异常。

3. 超声测量

（1）头臀长（CRL）：胎儿在颈部自然伸展的状态下，取胎儿脊柱的正中矢状面，显示鼻骨，在此面上可测量 CRL（图 1-3）。

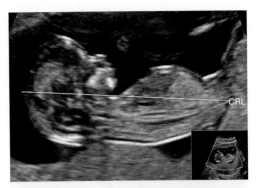

图 1-3 胎儿正中矢状面头臀长测量

（2）胎儿颈后透明层厚度（NT）：如上。将图像放大，胎儿至少占据画面的 3/4，显示胎儿鼻骨，并能够清楚地确认胎儿背部皮肤时方可测量 NT。要求垂直于皮肤光带测量 NT 最宽处，应将游标内缘置于 NT 无回声带的外缘（图 1-4）。多次测量取最大值。正常值 <2.5 mm。

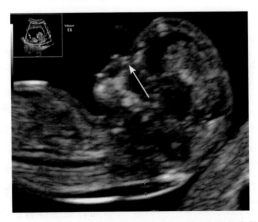

图 1-4 胎儿正中矢状面 NT 测量，箭头所示为胎儿鼻骨

（3）静脉导管：取胎儿正中矢状面偏右，取样线置于血流中段或远心段，声束血流夹角 <60°。频谱多普勒示 α 波无缺失及反流（图1-5）。

（4）鼻骨：呈强回声，表面有皮肤线，两者平行（图1-4）。正常值参考见表1-1。

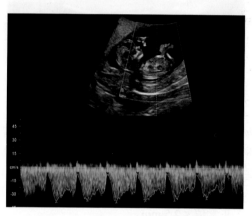

图1-5　正常胎儿静脉导管血流频谱

三、神经系统正常超声表现

1. 头颅

（1）扫查时间及扫查平面：在妊娠期间，胎儿大脑的大部分发育逐渐完成。从孕11周起，应扫查胎儿颅内结构。有些畸形可以在早孕期及中孕早期检测出来。虽然这些畸形只占很少一部分，但通常非常严重，需要特别注意。早期检查胎儿的神经系统需要特殊技巧，然而，重视早期胎儿头颅和大脑的检查具有很大的临床意义。

表 1-1　鼻骨长度正常值（mm）

孕周（w）	$P_{2.5}$	P_5	P_{50}	P_{95}	$P_{97.5}$
11	1.3	1.4	2.3	3.3	3.4
12	1.7	1.8	2.8	4.2	4.3
13	2.2	2.3	3.1	4.6	4.8
14	2.2	2.5	3.8	5.3	5.7
15	2.8	3	4.3	5.7	6
16	3.2	3.4	4.7	6.2	6.2
17	3.7	4	5.3	6.6	6.9
18	4	4.3	5.7	7	7.3
19	4.6	5	6.3	7.9	8.2
20	5	5.2	6.7	8.3	8.6
21	5.1	5.6	7.1	9	9.3
22	5.6	5.8	7.5	9.3	10.2
23	6	6.4	7.9	9.6	9.9
24	6.6	6.8	8.3	10	10.3
25	6.3	6.5	8.5	10.7	10.8
26	6.8	7.4	8.9	10.9	11.3
27	7	7.5	9.2	11.3	11.6
28	7.2	7.6	9.4	12.1	13.4
29	7.2	7.7	9.8	11.8	12.3
30	7.3	7.9	10	12.6	13.2
31	7.9	8.2	10.4	12.6	13.2
32	8.1	8.6	10.5	13.6	13.7
33	8.6	8.7	10.8	12.8	13
34	9	9.1	10.9	12.8	13.5
35	7.5	8.5	11	14.1	15
36	7.3	7.8	10.8	12.8	13.6
37	8.4	8.7	11.4	14.5	15
38	9.2	9.3	11.7	15.7	16.6
39	9.1	9.2	10.9	14	14.8
40	10.3	10.4	12.1	14.5	14.7

注：P_{50}，指第 50 百分位，依此类推。

引自：Sonek JD, McKenna D, Webb D, et al. Nasal bone length throughout gestation: normal ranges based on 3537 fetal ultrasound measurements. Ultrasound Obstet Gynecol, 2003; 21(2):152-155.

将探头置于胎头一侧，使声束平面垂直于脑中线，自颅顶至颅底横向扫查可获得一系列颅脑横切面，包括侧脑室水平横切面、丘脑水平横切面及小脑横切面。旋转探头或配合阴道探头扫查可获得胎头矢状切面及冠状面。

（2）超声表现

① 侧脑室平面（图1-6）：通过该平面应显示侧脑室前、后角，边界清晰。双侧侧脑室前脚中间有透明隔相隔。透明隔是在两层细薄膜间充满液体的腔隙。在妊娠末期及新生儿期，两层薄膜融合形成透明隔。透明隔在16周左右出现，近足月时消失。

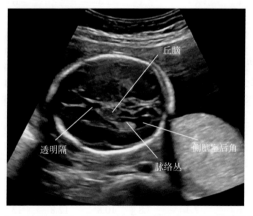

图1-6　侧脑室平面，显示透明隔、丘脑、脉络丛和侧脑室后角

② 丘脑平面（图1-7）：侧脑室平面稍向下平移为头颅最大平面。丘脑平面是测量双顶径和头围的标准平面。解剖学标志从前向后包括侧脑室前角、透明隔、丘脑和海马旁回（又称海马回）。在孕中晚期可观察到位于中部双侧丘脑之间的第三脑室，宽

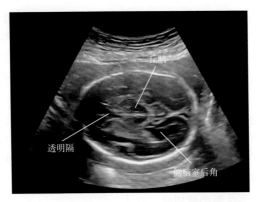

图 1-7　丘脑平面，显示透明隔、丘脑及侧脑室后角

度在 2～3 mm。若达到 3 mm，为第三脑室扩张。

③ 小脑横切面（图 1-8）：在侧脑室平面稍向下移动探头，同时稍向后倾斜，则可获得小脑切面。在小脑切面可以看见侧脑室前角、透明隔、丘脑、小脑及颅后窝池。在颅后窝池内见少量液性暗区，

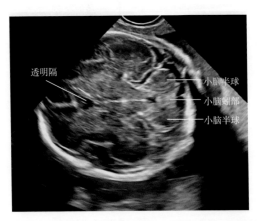

图 1-8　小脑横切面，显示透明隔、小脑半球及小脑蚓部

前后宽度在 10 mm 以内。小脑横径随孕周而增长，在孕 20~38 周每周增长 1~2 mm，孕 38 周后每周增长约 0.7 mm。通过此切面可观察到小脑蚓部。小脑蚓部连接两侧脑半球，位于小脑中间部，外形狭窄、卷曲。临床观察发现到妊娠 18 周时小脑蚓部仍可能呈开放状态，因此，在妊娠 18 周之前仍无法诊断蚓部发育异常。

④ 胎头冠状面（图 1-9）：从前到后可以观察到经胼胝体膝部切面、经透明隔和尾状核切面、经丘脑切面及经小脑切面。

⑤ 胎头矢状面（图 1-10）：自头顶部扫查可显示胎头矢状面。在正中矢状面可以观察到胼胝体声像。其在透明隔上方呈 C 形低回声结构，周围呈线状稍高回声环绕。自孕 18 周起可以清晰显示。在旁矢状面可以观察到侧脑室前角、中央部和后角以及中部的高回声脉络膜丛。

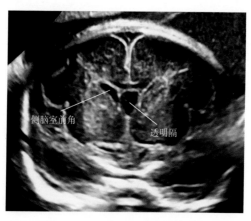

侧脑室前角　　透明隔

图 1-9　胎头冠状面：经尾状核平面

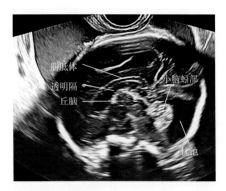

图 1-10 头位胎儿,通过阴道超声观察胎头正中矢状面。显示丘脑、胼胝体、小脑蚓部及枕池

（3）测量

① 头围及双顶径的测量（图 1-11）：于胎头丘脑平面进行测量。

- 头围：用椭圆功能键沿胎儿颅骨外缘直接测出头围长度。不同孕周的双顶径及头围预测值见表 1-2 及表 1-3。

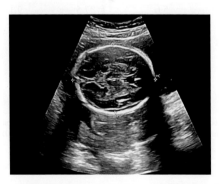

图 1-11 头围及双顶径的测量（BPD，双顶径；HC，为头围）

表 1-2 不同孕周的双顶径预测值

孕周 (w)	双顶径 (cm)	孕周 (w)	双顶径 (cm)
12	1.7	26.5	6.7
12.5	1.9	27	6.8
13	2.1	27.5	6.9
13.5	2.3	28	7.1
14	2.5	28.5	7.2
14.5	2.7	29	7.3
15	2.9	29.5	7.5
15.5	3.1	30	7.6
16	3.2	30.5	7.7
16.5	3.4	31	7.8
17	3.6	31.5	7.9
17.5	3.8	32	8.1
18	3.9	32.5	8.2
18.5	4.1	33	8.3
19	4.3	33.5	8.4
19.5	4.5	34	8.5
20	4.6	34.5	8.6
20.5	4.8	35	8.7
21	5	35.5	8.8
21.5	5.1	36	8.9
22	5.3	36.5	8.9
22.5	5.5	37	9
23	5.6	37.5	9.1
23.5	5.8	38	9.2
24	5.9	38.5	9.2
24.5	6.1	39	9.3
25	6.2	39.5	9.4
25.5	6.4	40	9.4
26	6.5		

引自：Hadlock FP, Deter RL, Harrist RB, et al. Estimating fetal age: computer-assisted analysis of multiple fetal growth parameters. Radiology, 1984, 152: 497-501.

表 1-3　不同孕周的头围预测值

孕周 (w)	头围 (cm)	孕周 (w)	头围 (cm)
12	6.8	26.5	25.1
12.5	7.5	27	25.6
13	8.2	27.5	26.1
13.5	8.9	28	26.6
14	9.7	28.5	27.1
14.5	10.4	29	27.5
15	11	29.5	28
15.5	11.7	30	28.4
16	12.4	30.5	28.8
16.5	13.1	31	29.3
17	13.8	31.5	29.7
17.5	14.4	32	30.1
18	15.1	32.5	30.4
18.5	15.8	33	30.8
19	16.4	33.5	31.2
19.5	17	34	31.5
20	17.7	34.5	31.8
20.5	18.3	35	32.2
21	18.9	35.5	32.5
21.5	19.5	36	32.8
22	20.1	36.5	33
22.5	20.7	37	33.3
23	21.3	37.5	33.5
23.5	21.9	38	33.8
24	22.4	38.5	34
24.5	23	39	34.2
25	23.5	39.5	34.4
25.5	24.1	40	34.6
26	24.6		

引自：Hadlock FP, Deter RL, Harrist RB, et al. Estimating fetal age: computer-assisted analysis of multiple fetal growth parameters. Radiology, 1984, 152: 497-501.

- 双顶径：测量近场颅骨骨板外缘至远场颅骨内缘间垂直于脑中线的最大距离。

② 侧脑室的测量（图 1-12）：在侧脑室平面测量。在近脉络丛球部，将光标置于脑室壁内缘，与侧脑室长轴垂直，取最宽处测量。

③ 小脑横径的测量（图 1-13）：于小脑横切面

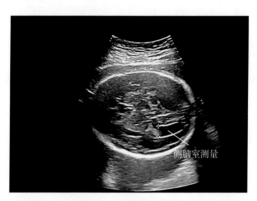

图 1-12　侧脑室的测量

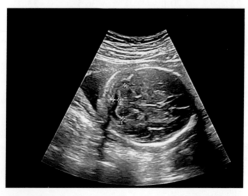

图 1-13　小脑横径与枕池的测量（光标 1 示小脑横径测量，光标 2 示枕池测量）

测量，测量小脑半球间的最大径线。不同孕周的小脑横径预测值见表1-4。

④ 颅后窝的测量（图1-13）：于小脑横切面测量。测量小脑蚓部后缘到枕骨内侧壁之间的距离。正常宽度 ≤ 10 mm。

2．脊柱

（1）扫查时间：孕12周后胎儿脊柱可以用超声

表1-4　不同孕周的小脑横径预测值

小脑横径 (mm)	孕周 (w)	小脑横径 (mm)	孕周 (w)
14	15.2	35	29.4
15	15.8	36	30
16	16.5	37	30.6
17	17.2	38	21.2
18	17.9	39	31.8
19	18.6	40	32.3
20	19.3	41	32.8
21	20	42	33.4
22	20.7	43	33.9
23	21.4	44	34.4
24	22.1	45	34.8
25	22.8	46	35.3
26	23.5	47	35.7
27	24.2	48	36.1
28	24.9	49	36.5
29	25.5	50	36.8
30	26.2	51	37.2
31	26.9	52	37.5
32	27.5	54	38
33	28.1	55	38.3
34	28.8	56	38.5

引　自：Hill LM, Guzick D, Fries J, et al. The transverse cerebellar diameter in estimating gestational age in the large for gestational age fetus. Obstetrics and Gynecology, 1990, 75: 981-985.

检查清晰地显示。

（2）扫查平面及正常超声表现：胎儿椎体由背侧两个骨化中心及腹侧一个骨化中心组成，中部为椎管。对胎儿脊柱需要从横切面、冠状面及矢状面三个切面进行扫查。

① 脊柱横切面扫查：在横面上，从上至下连续扫查，可显示各节段椎体与后方的两个椎弓骨化中心呈"品"字形排列，皮肤完整（图1-14）。

② 脊柱矢状切面扫查：在矢状面上脊柱为两条平行整齐排列的串珠状平行强回声带，从枕骨延续到骶尾部，至尾椎终点两带合拢（图1-15、图1-16），并可见脊髓圆锥（图1-17）。

③ 脊柱冠状面扫查：在近腹侧的冠状面上可见整齐排列的三条平行强回声带，中间的强回声带来自椎体，两侧的来自椎弓骨化中心。在近背侧的冠状面上仅能看到由两侧椎弓骨化中心组成的平行强回声带。

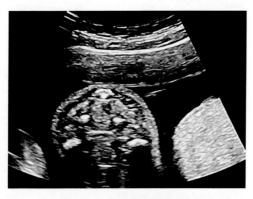

图1-14　骶尾部脊柱横切面

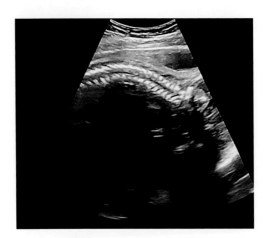

图 1-15　颈胸段脊柱矢状面

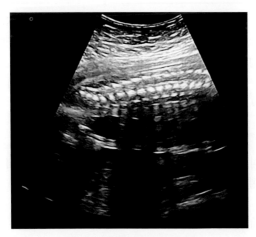

图 1-16　腰骶段脊柱矢状面

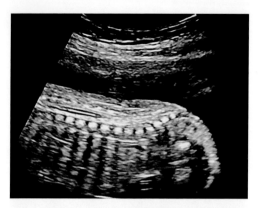

图 1-17　脊髓圆锥

四、颜面部及颈部正常超声表现

1. 颜面部

（1）扫查时间：孕 12 周后，胎儿的颜面部基本结构均已完全建立，使用高分辨率超声可显示。

（2）扫查平面：冠状面（图 1-18）、矢状面（图 1-19）和横切面（图 1-20）。

（3）超声表现

① 冠状面：鼻及唇的形态完整，双侧鼻孔及鼻翼对称，鼻柱位于正中，上下唇连续，人中可见，双侧嘴角及下颌形态完整。

② 矢状面：在颜面部正中矢状面自上而下可观察前额、鼻、上下唇、下颌及深部的骨性结构，向左或向右平行扫查可显示鼻孔和眼球等其他颜面部结构。在正中矢状切面鼻骨呈条状强回声并与额骨相连续。鼻骨强回声明显强于其表面皮肤回声。

③ 横切面

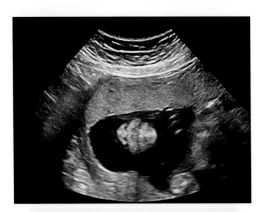

图 1-18 正常胎儿颜面部鼻唇冠状面声像图

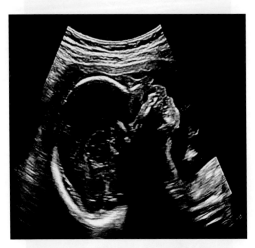

图 1-19 正常胎儿颜面部正中面声像图

- 眼部：双侧眼球大小基本相等，晶状体内部为无回声，且双侧晶状体大小基本相等，双侧眼距约等于眼内距。

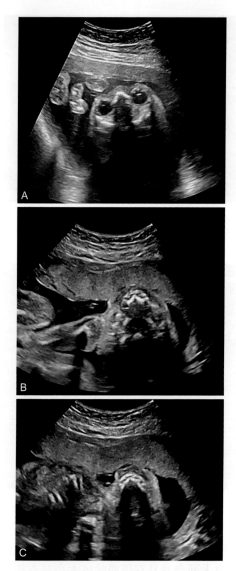

图 1-20　正常胎儿颜面部横切面声像图。A. 眼眶横切面；B. 上牙槽横切面；C. 下牙槽横切面

- 鼻部：可见一对鼻骨板。
- 牙槽：上下牙槽连续完整，呈弧形。

2. 颈部

（1）扫查时间：于孕 15～20 周测量颈后透明层厚度（NF）。

（2）扫查平面：NF 测量的标准切面为小脑横切面（图 1-21）。

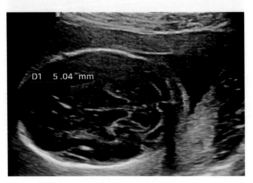

图 1-21　NF 测量的标准切面

（3）超声表现：于小脑水平横切面测量 NF，测量枕骨外缘至皮肤外缘的垂直距离，NF < 6 mm。

五、胸部正常超声表现

1. 肺

（1）扫查时间：中晚孕期。

（2）扫查平面：心脏四腔心切面。

（3）超声表现：均匀的中等回声（图 1-22）。随妊娠进展，回声渐强。

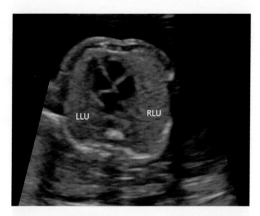

图 1-22　正常胎儿肺回声。LLU，左肺；RLU，右肺

2. 心脏　详见第六章。

3. 膈肌

（1）扫查时间：中孕期。

（2）扫查平面：膈肌冠状面或左右矢状面。

（3）超声表现：胎肺与肝、脾之间光滑的低回声带（图 1-23），随呼吸而运动。

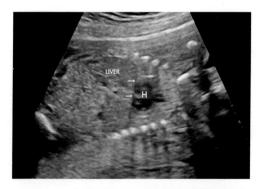

图 1-23　冠状面箭头所示膈肌为带状低回声

4. 胸腺

（1）位置：位于前纵隔，胸腔横切时位于主动脉和肺动脉的前方。

（2）扫查时间：中晚孕期。

（3）扫查平面：胸腔矢状面或横切面。

（4）超声表现：均质低回声实性软组织（图1-24）。

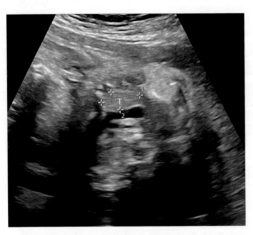

图1-24 正常胎儿胸腺（T）

（5）不同孕周的胸腺最大横径、上下径、前后径、最大横截面积及三维体积的参考值范围见表1-5。

六、心血管系统的正常超声表现

1. 扫查时间及流程

（1）扫查时间

① 胎儿超声心动图最佳的检查时机为孕18～

表 1-5 不同孕周的胸腺最大横径、前后径、上下径最大横截面积及体积

孕周(w)	最大横径 (cm) 标准差	P5	P95	前后径 (cm) 标准差	P5	P95	上下径 (cm) 标准差	P5	P95	最大横截面积 (cm²) 均数±	P5	P95	体积 (ml) 均数±	P5	P95
17~17+6	1.52±0.31	1.38	1.65	0.49±0.08	0.29	0.54	1.00±0.04	0.92	1.07	0.66±0.05	0.61	0.85	0.87±0.07	0.76	0.98
18~18+6	1.58±0.11	1.41	1.81	0.58±0.14	0.56	0.71	1.03±0.19	0.96	1.35	0.94±0.15	0.75	1.20	1.13±0.23	0.85	1.47
19~19+6	1.78±0.33	1.53	2.08	0.70±0.09	0.59	0.85	1.22±0.28	1.03	1.59	1.25±0.16	1.31	1.69	1.53±0.26	1.41	1.70
20~20+6	1.95±0.28	1.66	2.38	0.78±0.09	0.63	0.89	1.44±0.24	1.22	1.79	1.49±0.35	1.42	1.93	1.62±0.27	1.53	2.02
21~21+6	2.12±0.32	1.68	2.63	0.86±0.12	0.68	1.00	1.53±0.26	1.32	2.01	1.55±0.32	1.50	2.11	1.96±0.16	1.74	2.23
22~22+6	2.29±0.36	1.72	2.90	0.94±0.16	0.74	1.06	1.61±0.15	1.45	2.12	1.86±0.42	1.64	2.62	2.38±0.32	1.97	3.22
23~23+6	2.40±0.34	1.78	3.02	0.98±0.23	0.82	1.16	1.72±0.25	1.49	2.20	2.06±0.47	1.76	3.22	2.87±0.38	2.33	3.45
24~24+6	2.87±0.14	1.90	3.23	1.03±0.16	0.88	1.28	1.80±0.21	1.57	2.28	2.34±0.54	1.96	3.72	3.66±0.21	3.28	4.00
25~25+6	3.08±0.56	1.96	3.37	1.13±0.12	0.98	1.32	1.88±0.21	1.62	2.39	2.56±0.45	2.08	4.10	4.08±0.35	3.37	4.51
26~26+6	3.11±0.33	2.26	3.54	1.21±0.14	1.08	1.39	1.94±0.23	1.74	2.37	3.79±0.30	2.36	4.38	4.79±0.42	4.05	5.30
27~27+6	3.19±0.29	2.63	3.66	1.28±0.15	1.13	1.41	2.11±0.31	1.84	2.44	3.84±0.50	2.84	4.68	5.37±0.28	4.87	5.74
28~28+6	3.28±0.29	2.84	3.76	1.35±0.11	1.22	1.49	2.26±0.33	1.91	2.53	4.02±0.46	2.97	4.82	5.74±0.43	5.01	6.32
29~29+6	3.56±0.26	3.32	3.84	1.47±0.15	1.31	1.53	2.38±0.34	1.98	2.65	4.31±0.53	3.43	5.50	6.30±0.18	6.04	6.64
30~30+6	3.62±0.17	3.41	4.04	1.56±0.13	1.44	1.66	2.44±0.26	2.12	2.73	5.25±0.54	4.33	5.91	6.37±0.27	6.26	6.91
31~31+6	3.81±0.27	3.58	4.11	1.67±0.16	1.59	1.71	2.49±0.32	2.19	2.79	5.46±0.71	4.81	6.24	6.55±0.12	6.37	6.74
32~32+6	3.91±0.37	3.70	4.40	1.74±0.11	1.62	1.80	2.54±0.29	2.28	2.83	5.52±0.59	4.93	6.44	6.91±0.25	6.60	7.42
33~33+6	4.09±0.45	3.89	4.55	1.81±0.08	1.77	1.85	2.59±0.23	2.32	2.91	5.63±0.66	4.99	6.68	7.16±0.18	6.78	7.98
34~34+6	4.18±0.53	3.93	4.71	1.83±0.12	1.81	1.93	2.66±0.27	2.45	2.97	5.69±0.64	5.03	6.87	7.55±0.21	7.23	8.87
35~35+6	4.29±0.44	4.04	4.88	1.96±0.08	1.89	2.08	2.71±0.26	2.52	3.09	5.88±0.77	5.11	7.17	8.37±0.39	7.58	9.50
36~36+6	4.32±0.58	4.14	4.88	2.02±0.14	1.94	2.13	2.79±0.21	2.63	3.19	6.35±0.86	5.59	8.21	9.18±0.20	8.85	9.50
37~37+6	4.41±0.37	4.27	4.97	2.07±0.09	1.97	2.24	2.82±0.28	2.72	3.24	6.87±0.97	5.89	8.87	9.57±0.24	9.23	9.99
38~38+6	4.67±0.14	4.43	5.05	2.14±0.12	2.02	2.36	2.90±0.23	2.85	3.39	7.15±0.96	6.34	9.39	10.37±0.21	10.02	10.71

引自：李婧，周启昌，邹琳，等．三维、三维超声技术检测正常胎儿胸腺的研究[J]．中华超声影像学杂志，2011.20(1): 53-57

24周。

②可应用经阴道超声于孕 12 ～ 13 周进行胎儿心脏简单扫查。

（2）扫查流程：根据美国超声心动图学会（America Society of Echocardiography, ASE）推荐的胎儿超声心动图规范化指南进行顺序检查。

①总体观察：包括胎儿数目、胎方位、胃泡及腹部器官位置、心脏位置（心轴）、脐动脉及脐静脉数目。

②基本测量：测量心胸比、双顶径、头围、腹围及股骨长，以确定胎龄。

③心脏结构观察：四腔心切面、左心室流出道切面、右心室流出道切面、三血管 – 气管切面、主动脉弓切面、动脉导管弓切面及腔静脉切面。

④多普勒心脏血流观测：房室瓣、半月瓣、卵圆孔、动脉导管、主动脉弓、上下腔静脉、肺静脉、肝静脉及静脉导管。

⑤测量数据：包括心房内径、心室内径、卵圆孔大小、升主动脉内径、主动脉横弓内径、降主动脉内径、主肺动脉内径、肺动脉左右分支内径及动脉导管内径。

⑥胎儿心率测量和心律观察：采用 M 型超声心动图同时观察胎儿的房室壁运动状态。

⑦胎儿颅脑内血管观察：观察颅底动脉环和大脑中动脉血流显像。

⑧胎盘和脐带血流动力学观察：观察脐动脉和脐静脉血流动力学状态。

2. 心脏各扫查切面超声表现

（1）腹部横切面：评估胎儿大小，确定胎儿内脏的位置。胃泡位于左侧腹腔，脐静脉与门静脉相连，门静脉窦转向胎儿右侧，降主动脉横切面位于脊柱左前方，靠近脊柱，下腔静脉横切面位于脊柱右前方，相对远离脊柱。

（2）四腔心切面（图 1-25）：2D 显示主动脉位于脊柱左前方，左、右心房大小相等，卵圆孔位于房间隔中部，卵圆孔瓣位于左心房内，两支下肺静脉呈裂隙样，开口于左心房后壁，房室瓣启闭正常，三尖瓣隔瓣在室间隔的附着点较二尖瓣更靠近心尖

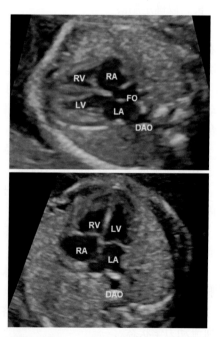

图 1-25　四腔心切面。A：横位四腔心切面；B：心尖四腔心切面。LA，左心房；RA，右心房；LV，左心室；RV，右心室；FO，卵圆孔；DAO，降主动脉

部，左、右心室大小及收缩性相等，室间隔完整，调节束位于右心室心尖部。CDFI 显示二尖瓣和三尖瓣血流方向由心房至心室，宽度和色彩基本相等。

（3）左心室流出道长轴切面（图 1-26）：2D 显示升主动脉发自左心室的内上方，向胎儿右肩走行，升主动脉前壁与室间隔相延续（纤维 – 肌性连接）、升主动脉后壁与二尖瓣前叶相连续（纤维 – 纤维连接），主动脉瓣膜开闭活动正常。CDFI 显示血液自左心室流向升主动脉。

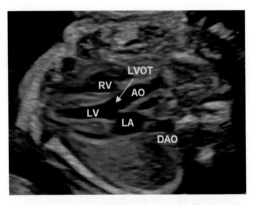

图 1-26　左心室流出道切面。LVOT，左心室流出道

（4）右心室流出道切面（图 1-27）：2D 显示肺动脉发自右心室的内上方，于升主动脉前方向胎儿左肩走行，两者交叉约 90º。肺动脉管径较升主动脉管径略宽。右心室流出道短轴切面显示主动脉横断面位于中央，肺动脉环绕于其外侧旁，跨过主动脉后分为右肺动脉和动脉导管。可见主动脉瓣的横切

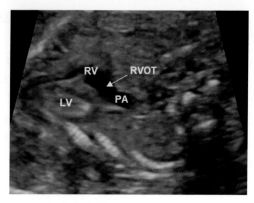

图 1-27　右心室流出道切面。RVOT，右心室流出道；PA，肺动脉

面，在主动脉后方可见左心房。肺动脉瓣启闭正常，肺动脉瓣下为肌性圆锥。CDFI 显示血流从右心室流向肺动脉。

（5）三血管切面（图 1-28）：2D 显示从左至右依次为主肺动脉、升主动脉及上腔静脉。三者在胸腔上部呈斜行排列，肺动脉位于最前方，上腔静脉位于最后方。主肺动脉分为左肺动脉及右肺动脉。

（6）三血管 – 气管切面（图 1-29）：较三血管切面更靠近胎儿头侧。2D 显示动脉导管和主动脉弓位于气管左侧呈"V"形汇入降主动脉。主动脉弓较动脉导管弓更靠近胎儿头侧。CDFI 显示主动脉弓与动脉导管内血流均流向降主动脉。

（7）心底大动脉短轴切面（图 1-30）：2D 右心室流出道短轴切面显示主动脉横断面位于中央，肺动脉环绕于其外侧旁，跨过主动脉后分为右肺动脉和动脉导管。可见主动脉瓣的横切面，在主动脉后

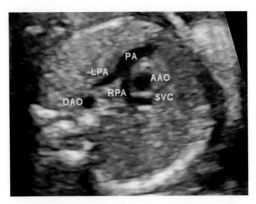

图 1-28 三血管切面。LPA，左肺动脉；RPA，右肺动脉；AAO，升主动脉；SVC，上腔静脉

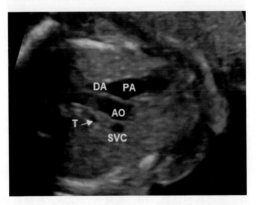

图 1-29 三血管 - 气管切面。T，气管；DA，动脉导管

方可见左心房。

（8）主动脉弓切面（图 1-31）：显示升主动脉、主动脉弓及降主动脉呈"手杖状"。主动脉发出三支血管，自右向左依次为头臂干（无名动脉）、左颈总动脉和左锁骨下动脉。主动脉峡部位于左锁骨下动

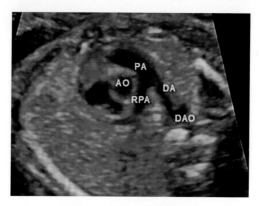

图 1-30 心底大动脉短轴切面

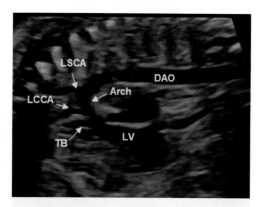

图 1-31 主动脉弓切面。TB, 头臂干; LCCA, 左颈总动脉; LSCA, 左锁骨下动脉

脉起始部远端与动脉导管汇合处之间。CDFI 显示血流自升主动脉、主动脉弓流向降主动脉及三支头臂动脉分支。

（9）动脉导管弓切面（图 1-32）：2D 显示动脉导管弓位于主动脉弓下方，起源于肺动脉，呈较宽

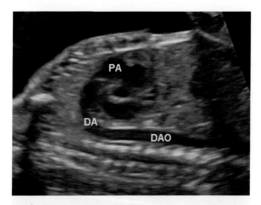

图 1-32　动脉导管弓切面。PA，肺动脉；DA，动脉导管；DAO，降主动脉

大的角度弯曲，几乎垂直于降主动脉，似"曲棍球杆"状，无血管分支。CDFI 显示血流自肺动脉发出，经动脉导管汇入降主动脉。

（10）腔静脉长轴切面（图 1-33）：2D 显示上腔静脉及下腔静脉与右心房相连，形似海鸥，称为"海

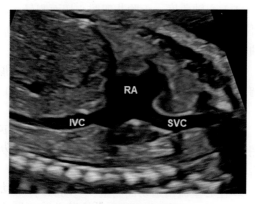

图 1-33　腔静脉长轴切面

鸥征"。此切面为辨认右心房的可靠切面。

（11）双心室短轴切面（图1-34）：显示不同水平段（瓣口水平和乳头肌水平）的双心室短轴，可显示室间隔肌部缺损。

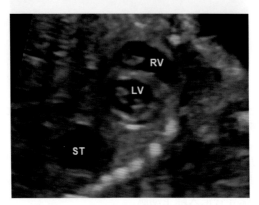

图1-34　房室瓣口水平双心室短轴切面

3．测量及正常值量表

（1）心轴角度：于胎儿四腔心切面测量，心脏1/3位于右侧胸腔，2/3位于左侧胸腔，心尖指向左，心轴45°±20°。

（2）心胸比值（cardiothoracic ratio, CR）：胎儿心胸横径比为0.55±0.05，心胸面积比为0.20～0.35。

（3）心脏各腔室径线的测量

① 四腔心切面测量：左心房内径及右心房内径见图1-35，卵圆孔大小测量见图1-36，左心室内径及右心室内径测量见图1-37。

② 左心室流出道切面测量：主动脉内径测量见图1-38。

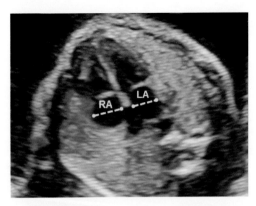

图 1-35　心房内径测量示意图（测量心房侧壁至卵圆孔中点的距离）

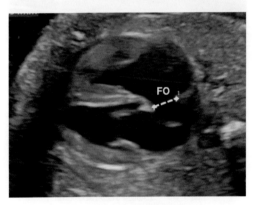

图 1-36　卵圆孔测量示意图

③ 右心室流出道切面测量：肺动脉主干内径测量见图 1-39。

④ 三血管切面测量：左肺动脉及右肺动脉内径测量见图 1-40。

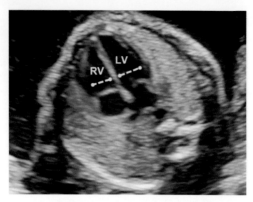

图 1-37　心室内径测量示意图（四腔心切面房室瓣下水平测量）

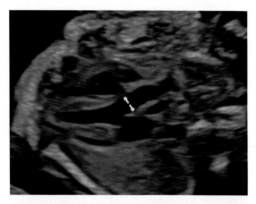

图 1-38　主动脉内径测量示意图

⑤ 动脉导管弓长轴切面测量：动脉导管内径测量见图 1-41。

⑥ 主动脉弓长轴切面测值：主动脉峡部内径及降主动脉内径测量见图 1-42。

备注：因胎心率较快，因此各解剖径线内径最

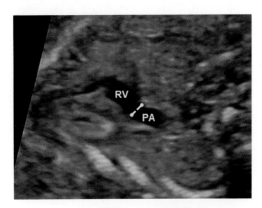

图 1-39 肺动脉主干内径测量示意图

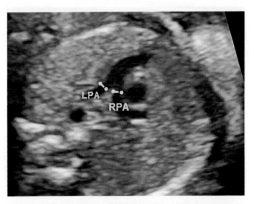

图 1-40 左肺动脉及右肺动脉内径测量示意图

大时为测量时相。

心脏各腔室测量径线正常值参考范围见表 1-6 至 1-10。

4. 心率和心律 正常胎儿心率为 120～160 次/分。正常孕中期胎儿可出现暂时性轻微心动过缓。偶然

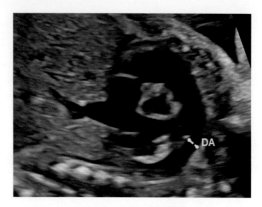

图 1-41 动脉导管内径测量示意图

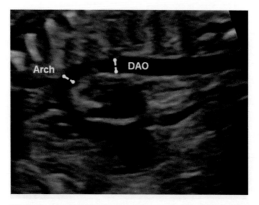

图 1-42 主动脉峡部内径及降主动脉内径测量示意图

出现的期前收缩通常与结构性心脏病无关，属于良性表现，并可自发缓解。

5. 胎儿心功能评估

（1）收缩功能

① 心输出量（cardiac output, CO）：心输出量为

表 1-6　各孕龄胎儿心脏横径、长径、周长及面积正常值参考范围（2.5%～97.5% 区间）

孕周（w）	心脏横径 (mm)	心脏长径 (mm)	心脏周长 (mm)	心脏面积 (mm²)
11	5.6(4.9～6.3)	6.7(5.3～8.1)	23.3(20.1～26.5)	41.0(35.4～46.5)
12	6.9(6.1～7.7)	8.3(6.8～9.9)	28.4(24.6～32.3)	50.6(40.8～60.5)
13	8.2(7.2～9.1)	10.0(8.3～11.7)	33.6(29.1～38.0)	65.6(50.9～80.3)
14	9.4(8.3～10.5)	11.7(9.8～13.6)	38.7(33.7～43.8)	85.7(65.6～105.8)
15	10.7(9.5～11.9)	13.4(11.3～15.4)	43.9(38.2～49.6)	110.8(84.7～136.8)
16	12.0(10.6～13.3)	15.0(12.8～17.2)	49.0(42.7～55.3)	140.6(108.0～173.2)
17	13.2(11.7～14.7)	16.7(14.4～19.1)	54.2(47.2～61.1)	174.9(135.2～214.7)
18	14.5(12.9～16.1)	18.4(15.9～20.9)	59.3(51.7～66.9)	213.6(166.2～261.0)
19	15.8(14.0～17.5)	20.1(17.4～22.7)	64.4(56.3～72.6)	256.5(200.9～312.2)
20	17.0(15.1～18.9)	21.7(18.9～24.6)	69.6(60.8～78.4)	303.4(238.9～367.8)
21	18.3(16.3～20.4)	23.4(20.4～26.4)	74.7(65.3～84.1)	354.0(280.1～427.8)
22	19.6(17.4～21.8)	25.1(21.9～28.2)	79.9(69.8～89.9)	408.2(324.4～491.9)
23	20.9(18.5～23.2)	26.8(23.5～30.1)	85.0(74.4～95.7)	465.7(371.5～560.0)
24	22.1(19.7～24.6)	28.4(25.0～31.9)	90.2(78.9～101.4)	526.5(421.1～631.8)
25	23.4(20.8～26.0)	30.1(26.5～33.7)	95.3(83.4～107.2)	590.2(473.3～707.2)
26	24.7(21.9～27.4)	31.8(28.0～35.5)	100.4(87.9～113.0)	656.8(527.6～786.0)

（续表）

孕周（w）	心脏横径（mm）	心脏长径（mm）	心脏周长（mm）	心脏面积（mm²）
27	25.9(23.1~28.8)	33.4(29.5~37.4)	105.6(92.5~118.7)	725.9(584.0~867.9)
28	27.2(24.2~30.2)	35.1(31.0~39.2)	110.7(97.0~124.5)	797.5(642.2~952.8)
29	28.5(25.3~31.6)	36.8(32.5~41.0)	115.9(101.5~130.2)	871.3(702.1~1040.5)
30	29.7(26.5~33.0)	38.5(34.1~42.9)	121.0(106.0~136.0)	947.1(763.4~1130.7)
31	31.0(27.6~34.4)	40.1(35.6~44.7)	126.2(110.5~141.8)	1024.7(826.0~1223.4)
32	32.3(28.7~35.8)	41.8(37.1~46.5)	131.3(115.1~147.5)	1103.9(889.6~1318.2)
33	33.5(29.9~37.2)	43.5(38.6~48.4)	136.4(119.6~153.3)	1184.6(954.1~1415.0)
34	34.8(31.0~38.6)	45.2(40.1~50.2)	141.6(124.1~159.1)	1266.5(1019.3~1513.7)
35	36.1(32.1~40.0)	46.8(41.6~52.0)	146.7(128.6~164.8)	1349.4(1084.9~1613.9)
36	37.3(33.3~41.4)	48.5(43.1~53.9)	151.9(133.2~170.6)	1433.2(1150.8~1715.6)
37	38.6(34.4~42.8)	50.2(44.7~55.7)	157.0(137.7~176.4)	1517.6(1216.9~1818.4)
38	39.9(35.5~44.2)	51.8(46.2~57.5)	162.2(142.2~182.1)	1602.5(1282.8~1922.3)
39	41.2(36.7~45.6)	53.5(47.7~59.3)	167.3(146.7~187.9)	1687.7(1348.4~2027.1)
40	42.4(37.8~47.0)	55.2(49.2~61.2)	172.4(151.2~193.6)	1772.9(1413.5~2132.4)

引自：Li X, Zhou Q, Huang H, et al. Z-score reference ranges for normal fetal heart sizes throughout pregnancy derived from fetal echocardiography. Prenat Diagn, 2015, 35(2):117-124.

表 1-7　各孕龄胎儿心室内径正常值参考范围

孕周 (w)	左心室 (cm)			右心室 (cm)			左 / 右心室比		
	P_{25}	P_{50}	$P_{97.5}$	P_{25}	P_{50}	$P_{97.5}$	P_{25}	P_{50}	$P_{97.5}$
14	0.10	0.23	0.37	0.12	0.24	0.37	0.75	0.99	1.23
15	0.16	0.30	0.45	0.18	0.31	0.45	0.74	0.99	1.23
16	0.21	0.37	0.53	0.23	0.38	0.53	0.74	0.99	1.23
17	0.26	0.43	0.61	0.28	0.44	0.61	0.74	0.99	1.24
18	0.31	0.50	0.68	0.33	0.50	0.69	0.73	0.99	1.24
19	0.36	0.56	0.75	0.37	0.56	0.76	0.73	0.98	1.24
20	0.40	0.61	0.82	0.42	0.62	0.84	0.72	0.98	1.24
21	0.45	0.67	0.89	0.46	0.68	0.91	0.72	0.98	1.24
22	0.49	0.72	0.96	0.51	0.74	0.98	0.71	0.97	1.24
23	0.53	0.77	1.02	0.55	0.79	1.05	0.71	0.97	1.23
24	0.56	0.82	1.08	0.59	0.84	1.12	0.70	0.97	1.23
25	0.59	0.87	1.14	0.63	0.90	1.18	0.69	0.96	1.23
26	0.62	0.91	1.20	0.67	0.95	1.25	0.69	0.96	1.23
27	0.65	0.95	1.25	0.70	1.00	1.31	0.68	0.95	1.22
28	0.68	0.99	1.30	0.74	1.05	1.38	0.67	0.95	1.22
29	0.70	1.03	1.35	0.77	1.09	1.44	0.66	0.94	1.22
30	0.73	1.06	1.40	0.80	1.14	1.50	0.65	0.93	1.21
31	0.74	1.09	1.44	0.83	1.18	1.56	0.64	0.93	1.21
32	0.76	1.12	1.49	0.86	1.22	1.61	0.63	0.92	1.20
33	0.78	1.15	1.53	0.89	1.26	1.67	0.62	0.91	1.20
34	0.79	1.18	1.56	0.92	1.30	1.72	0.61	0.90	1.19
35	0.80	1.20	1.60	0.94	1.34	1.78	0.60	0.89	1.18
36	0.81	1.22	1.63	0.97	1.38	1.83	0.59	0.88	1.18
37	0.81	1.24	1.66	0.99	1.42	1.88	0.58	0.87	1.17
38	0.82	1.25	1.69	1.01	1.45	1.93	0.56	0.86	1.16
39	0.82	1.27	1.72	1.03	1.48	1.98	0.55	0.85	1.15
40	0.82	1.28	1.74	1.05	1.51	2.02	0.54	0.84	1.15

引自：Shapiro I, Degani S, Leibovitz Z, *et al*. Fetal cardiac measurements derived by transvaginal and transabdominal cross-sectional echocardiography from 14 weeks of gestation to term. Ultrasound Obstet Gynecol, 1998, 12:404-418.

表1-8 各孕龄胎儿心房内径正常值参考范围

孕周 (w)	左心房 (cm)			右心房 (cm)			左/右心房比		
	$P_{2.5}$	P_{50}	$P_{97.5}$	$P_{2.5}$	P_{50}	$P_{97.5}$	$P_{2.5}$	P_{50}	$P_{97.5}$
14	0.20	0.32	0.44	0.22	0.35	0.49	0.67	0.94	1.21
15	0.25	0.38	0.51	0.27	0.42	0.57	0.67	0.94	1.21
16	0.30	0.44	0.59	0.33	0.48	0.64	0.67	0.94	1.20
17	0.35	0.50	0.66	0.38	0.55	0.72	0.67	0.94	1.20
18	0.40	0.56	0.73	0.43	0.61	0.79	0.67	0.94	1.20
19	0.45	0.62	0.80	0.47	0.67	0.87	0.67	0.94	1.20
20	0.49	0.68	0.87	0.52	0.73	0.94	0.67	0.94	1.20
21	0.54	0.73	0.93	0.57	0.79	1.01	0.67	0.94	1.20
22	0.58	0.79	1.00	0.61	0.85	1.08	0.67	0.94	1.20
23	0.62	0.84	1.06	0.66	0.90	1.15	0.67	0.94	1.20
24	0.66	0.89	1.13	0.70	0.96	1.21	0.67	0.94	1.20
25	0.70	0.94	1.19	0.74	1.01	1.28	0.67	0.93	1.20
26	0.74	0.99	1.25	0.78	1.06	1.34	0.67	0.93	1.20
27	0.77	1.04	1.30	0.82	1.11	1.41	0.67	0.93	1.20
28	0.81	1.08	1.36	0.86	1.16	1.47	0.67	0.93	1.20
29	0.84	1.13	1.42	0.89	1.21	1.53	0.67	0.93	1.20
30	0.87	1.17	1.47	0.93	1.26	1.59	0.67	0.93	1.20
31	0.90	1.21	1.52	0.96	1.31	1.65	0.67	0.93	1.20
32	0.93	1.25	1.58	1.00	1.35	1.71	0.67	0.93	1.20
33	0.96	1.29	1.63	1.03	1.40	1.77	0.67	0.93	1.19
34	0.99	1.33	1.67	1.06	1.44	1.82	0.67	0.93	1.19
35	1.01	1.37	1.72	1.09	1.48	1.88	0.67	0.93	1.19
36	1.04	1.40	1.77	1.12	1.52	1.93	0.67	0.93	1.19
37	1.06	1.43	1.81	1.14	1.56	1.98	0.67	0.93	1.19
38	1.08	1.47	1.85	1.17	1.60	2.03	0.67	0.93	1.19
39	1.10	1.50	1.90	1.19	1.64	2.08	0.67	0.93	1.19
40	1.12	1.53	1.94	1.22	1.67	2.13	0.67	0.93	1.19

引自：Shapiro I, Degani S, Leibovitz Z, *et al.* Fetal cardiac measurements derived by transvaginal and transabdominal cross-sectional echocardiography from 14 weeks of gestation to term. Ultrasound Obstet Gynecol, 1998, 12:404-418.

表 1-9　各孕龄胎儿主动脉内径、肺动脉内径及两者比值正常值参考范围

孕周 (w)	主动脉 (cm)			肺动脉 (cm)			主动脉 / 肺动脉		
	$P_{2.5}$	P_{50}	$P_{97.5}$	$P_{2.5}$	P_{50}	$P_{97.5}$	$P_{2.5}$	P_{50}	$P_{97.5}$
14	0.11	0.18	0.25	0.12	0.19	0.26	0.75	0.93	1.12
15	0.13	0.21	0.28	0.15	0.22	0.29	0.75	0.93	1.12
16	0.15	0.23	0.31	0.17	0.25	0.32	0.75	0.93	1.11
17	0.18	0.26	0.34	0.20	0.28	0.36	0.75	0.93	1.11
18	0.20	0.28	0.36	0.22	0.30	0.39	0.74	0.93	1.11
19	0.22	0.31	0.39	0.24	0.33	0.42	0.74	0.93	1.11
20	0.24	0.33	0.42	0.27	0.36	0.45	0.74	0.92	1.11
21	0.26	0.35	0.45	0.29	0.39	0.48	0.74	0.92	1.11
22	0.29	0.38	0.47	0.32	0.42	0.52	0.74	0.92	1.11
23	0.31	0.40	0.50	0.34	0.45	0.55	0.73	0.92	1.10
24	0.33	0.43	0.53	0.37	0.47	0.58	0.73	0.92	1.10
25	0.35	0.45	0.56	0.39	0.50	0.61	0.73	0.92	1.10
26	0.37	0.48	0.58	0.42	0.53	0.64	0.73	0.91	1.10
27	0.39	0.50	0.61	0.44	0.56	0.67	0.73	0.91	1.10
28	0.42	0.53	0.64	0.47	0.59	0.71	0.72	0.91	1.10
29	0.44	0.55	0.67	0.49	0.62	0.74	0.72	0.91	1.10
30	0.46	0.58	0.69	0.52	0.64	0.77	0.72	0.91	1.10
31	0.48	0.60	0.72	0.54	0.67	0.80	0.72	0.91	1.09
32	0.50	0.63	0.75	0.57	0.70	0.83	0.71	0.90	1.09
33	0.53	0.65	0.78	0.59	0.73	0.87	0.71	0.90	1.09
34	0.55	0.68	0.80	0.62	0.76	0.90	0.71	0.90	1.09
35	0.57	0.70	0.83	0.64	0.79	0.93	0.71	0.90	1.09
36	0.59	0.73	0.86	0.67	0.81	0.96	0.71	0.90	1.09
37	0.61	0.75	0.89	0.69	0.84	0.99	0.70	0.90	1.09
38	0.64	0.77	0.91	0.72	0.87	1.02	0.70	0.89	1.09
39	0.66	0.80	0.94	0.74	0.90	1.06	0.70	0.89	1.08
40	0.68	0.82	0.97	0.77	0.93	1.09	0.70	0.89	1.08

引自：Shapiro I, Degani S, Leibovitz Z, *et al*. Fetal cardiac measurements derived by transvaginal and transabdominal cross-sectional echocardiography from 14 weeks of gestation to term.Ultrasound Obstet Gynecol, 1998, 12:404-418.

表 1-10　各孕龄胎儿动脉导管内径及主动脉峡部内径正常值参考范围

孕周 (w)	动脉导管内径 (mm)			主动脉峡部 (mm)		
	$P_{2.5}$	P_{50}	$P_{97.5}$	$P_{2.5}$	P_{50}	$P_{97.5}$
18	1.39	1.97	2.78	1.48	2.04	2.82
19	1.50	2.12	2.99	1.58	2.18	3.01
20	1.62	2.28	3.22	1.68	2.32	3.21
21	1.73	2.44	3.44	1.79	2.47	3.40
22	1.85	2.60	3.67	1.89	2.61	3.60
23	1.96	2.77	3.91	2.00	2.76	3.81
24	2.08	2.94	4.15	2.11	2.91	4.01
25	2.21	3.11	4.39	2.21	3.05	4.21
26	2.33	3.29	4.64	2.32	3.20	4.42
27	2.46	3.47	4.89	2.43	3.36	4.63
28	2.58	3.65	5.15	2.54	3.51	4.84
29	2.71	3.83	5.40	2.65	3.66	5.05
30	2.85	4.02	5.67	2.77	3.82	5.27
31	2.98	4.20	5.93	2.88	3.97	5.48
32	3.11	4.39	6.20	2.99	4.13	5.70
33	3.25	4.59	6.47	3.11	4.29	5.92
34	3.39	4.78	6.75	3.23	4.45	6.14
35	3.53	4.98	7.03	3.34	4.61	6.36
36	3.67	5.18	7.31	3.46	4.77	6.58
37	3.81	5.38	7.60	3.58	4.93	6.81

引自：Pasguini L, Mellander M, Seale A, et al. Z-scores of the fetal aortic isthmus and duct: an aid to assessing arch hypoplasia.Ultrasound Obstet Gynecol, 2007, 29(6):628-33.

每搏量（stoke volume, SV）与心率（heart rate, HR）的乘积，即 CO=SV×HR。左、右心室每搏量的计算为分别测量主动脉和肺动脉血流速度和管径内径，根据公式 SV=VTI×π×（d/2）^{2}（d 为主动脉或肺动脉直径）。

②射血分数（ejection fraction, EF）和缩短分数

(shortening fraction, SF)

- 采用 M 型或二维超声在四腔心切面测量心室舒张末期内径（end-diastolic dimension, EDD）和收缩末期内径（end-systole dimension, ESD），仪器根据公式 EF=SV/EDV 自动得出测值。因胎儿心腔较小，M 型方法通常高估心室容积，所得 EF 值较高，故 EF 值不能真正反映胎儿的心脏功能。

- 缩短分数计算公式：SF=(EDD−ESD)/EDD。胎儿期 SF 应用较 EF 更广泛。SF 在中孕期比较稳定，左、右心室 SF 值约为 31%。

（2）舒张功能：胎儿期房室瓣口舒张期血流频谱呈双相波——心室舒张早期 E 峰和舒张晚期（心房收缩期）A 峰。整个孕期表现为 E/A < 1。随孕周增长，E/A 值增加，由妊娠早期的 0.53 ± 0.05 增加至 0.70 ± 0.02，心肌顺应性不断完善，胎盘血管阻力降低。

（3）胎儿心脏功能综合评价

① Tei 指数：Tei 指数不受心腔几何形态改变和心率的影响，为检测心功能异常的敏感指标。Tei 指数 =（ICT+IRT）/ET[注：ICT 为心室等容收缩时间（isovolimic contraction time），IRT 为心室等容舒张时间（isovolimic relaxation time），ET 为心室射血时间]，以频谱多普勒取二尖瓣、三尖瓣、主动脉及肺动脉的血流频谱代入公式进行计算。Tei 指数在整个孕周中保持相对稳定的范围内，各孕期间无明显差别，正常 Tei 指数 < 0.50，Tei 指数 > 0.60 为异常。Tei 指数测量见图 1-43。

② 胎儿静脉血流：能够客观、非特异性地用于

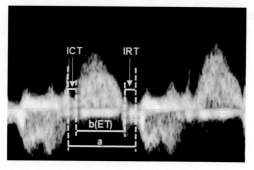

图 1-43　Tei 指数频谱测量示意图，Tei 指数 =（a−b）/b

评价心脏功能。对胎儿静脉系统波形的分析主要包括：近心水平的静脉导管、下腔静脉、肝静脉和肺静脉以及远心水平的腹内段脐静脉。与心房紧密相关的近心端静脉血流频谱正常表现为多相血流波形。远心端脐静脉表现为无波动性的、低阻力连续静脉频谱波形。当上述波形出现异常时，提示胎儿心脏舒张或收缩功能异常，心脏后负荷增加。

③ 胎儿心脏功能及血流动力学综合评分表见表 1-11。

由 JC Huhta 等建立的胎儿心脏功能和血流动力学综合评分体系可更全面地反映胎儿心血管功能的整体状态，评估的直接和间接标志内容共有五项，分别是：①胎儿水肿情况；②静脉导管和脐静脉多普勒；③心脏大小；④心脏功能；⑤脐动脉多普勒。若评分 ≤ 5 分，则提示胎儿预后差，围生期死亡率极高。

表 1-11　胎儿心脏功能及血流动力学综合评分表

水肿情况	腹水、胸腔积液或心包积液	1 分
	皮肤水肿	2 分
静脉多普勒	静脉导管 a 波反向	1 分
	脐静脉搏动征	2 分
心脏大小	心脏面积 / 胸廓面积为 0.35～0.50	1 分
	心脏面积 / 胸廓面积＞0.50 或＜0.20	2 分
心脏功能	RV/LV 缩短分数＜0.28	1 分
	全收缩期三尖瓣反流	1 分
	全收缩期二尖瓣反流	2 分
	单相心室充盈（舒张期单峰）	2 分
	瓣膜反流 dP/dt＜400 mmHg/s	2 分
脐动脉多普勒	舒张末期血流消失	1 分
	舒张末期血流反向	2 分

备注：总分为 10 分，出现表中情况，则减去对应分数，最终得分 8～9 分为轻度心力衰竭，6～7 分为中度心力衰竭，＜5 分为重度心力衰竭。

引　自：Huhta JC. Guidelines for the evaluation of heart failure in the fetus with or without hydrops. Pediatric Cardiology, 2004, 25:274-286.

七、消化系统正常超声表现

1. 胃

（1）扫查时间：孕 12 周后。

（2）扫查平面：腹部横切面。

（3）超声表现：椭圆形或牛角形无回声（图 1-44）。

2. 胆囊

（1）扫查时间：经阴道超声孕 13～14 周可显示。

（2）扫查切面：腹部横切面。

（3）超声表现：为梨形无回声，内透声好（图 1-45），位于中线右侧，与脐静脉成锐角。

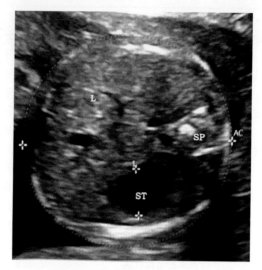

图 1-44　胎儿胃泡无回声。ST，胃；L，肝；SP，脊柱

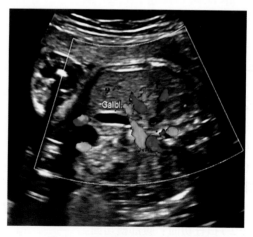

图 1-45　腹部横切面显示胎儿胆囊

3．肝

（1）扫查时间：中晚孕期。

（2）扫查平面：腹部横切面、矢状面和冠状面。

（3）超声表现：肝实质回声细小均匀，可见肝门静脉和脐静脉。脐静脉入肝，在门静脉窦处与静脉导管相连通，静脉导管入下腔静脉（图1-46）。

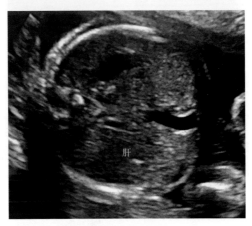

图1-46　胎儿肝

4．脾

（1）扫查时间：中孕期。

（2）扫查平面：腹部横切面、矢状面和冠状面。

（3）超声表现：为位于胃的下方稍偏后的低回声结构，呈半月形（图1-47），随孕周而增长。

八、泌尿生殖系统正常超声表现

1．肾

（1）位置：脊柱两侧。

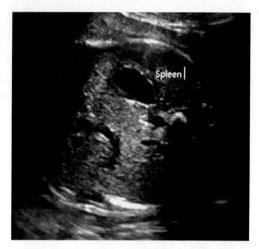

图 1-47　胎儿脾

（2）扫查时间：经阴道超声于孕 11 周、经腹部超声于孕 12～14 周可最早探及胎儿肾。孕 16～18 周时可显示肾内部结构。

（3）扫查平面：胎儿旁矢状面（图 1-48）、冠状面（图 1-49）和腹部横切面（图 1-50）。

（4）肾超声表现

① 表面轮廓呈小叶状。皮质呈中等回声，肾锥体髓质呈低回声，并围绕肾盂排列。

② 在早中孕期，肾回声强于或等于肝、脾回声，尤其是应用高频经阴道探头时。18 周后肾皮髓质界限可见。在晚孕期肾回声应低于肝、脾回声。

③ 胎儿冠状面及腹部横切面彩色多普勒血流显示双侧肾动脉自腹主动脉发出，进入肾后可见分支（图 1-51）。

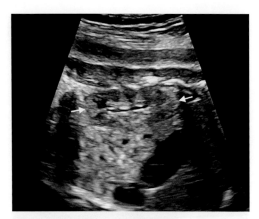

图 1-48 胎儿旁矢状面：箭头所指为肾

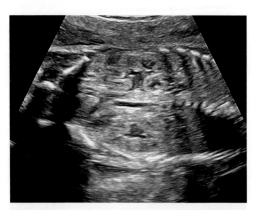

图 1-49 冠状面

（5）肾大小的测量

① 长径：在胎儿旁矢状面肾上缘至下缘的最大径线。

② 横径：在胎儿腹部横切面肾左右最大径线。

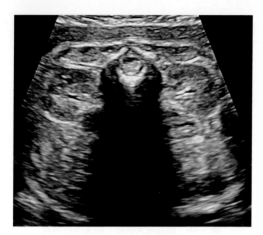

图 1-50　腹部横切面

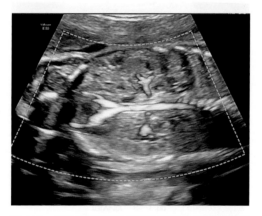

图 1-51　胎儿冠状面彩色多普勒血流显示双侧肾动脉

③ 前后径：在胎儿腹部横切面肾前后最大径线。

④ 孕 16～41 周正常肾径线对照表见表 1-12。

⑤ 肾周长与腹围周长之比在孕期较恒定，为

0.27 ~ 0.30。

2. 集合系统及尿路

（1）肾盂：在腹部横切面，孕 16 至 27^{+6} 周正常肾盂前后径 < 4 mm，28 周后至足月正常肾盂前后径 < 7 mm。

① 横切面评价：在横切面测量肾盂前后径时尽量使脊柱位于 12 点或 6 点的位置，标尺位于肾盂与肾实质的交界处（图 1-52）。

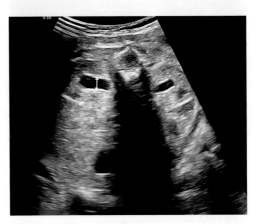

图 1-52　横切面显示肾盂前后径，箭头为测量位置

② 纵切面评价：在纵切面评价肾盏宽度，以除外重复肾畸形。

（2）肾盏：通常不显示。

（3）输尿管：通常不显示。

（4）膀胱（图 1-53）

① 孕 11 周时可显示膀胱，早孕期膀胱长径小于 7 mm。

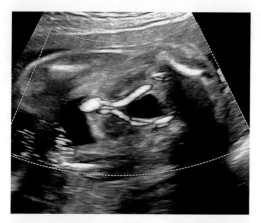

图 1-53　膀胱。彩色多普勒显示膀胱两侧的脐动脉

　　② 中晚孕期膀胱每 25 ~ 30 min 充盈并排空一次。但在孕晚期女胎儿，因受激素水平的影响，可能出现膀胱排空延迟。

　　3. 肾上腺

　　（1）扫查平面：旁正中矢状面（图 1-54）及横切面（图 1-55）。

　　（2）超声表现：位于肾上极，呈三角形或 Y 形，外侧皮质呈低回声，中央髓质呈高回声。

　　（3）测量：旁正中矢状面显示肾及肾上腺。

　　肾上腺长径 = 肾下缘至肾上腺上缘最大径 – 肾长径

　　（4）不同孕周肾上腺长径对照表见表表 1-13。

　　4. 生殖系统　胎儿外生殖器在孕 8 ~ 11 周出现性别分化，14 周后男女生殖器区别更明显。

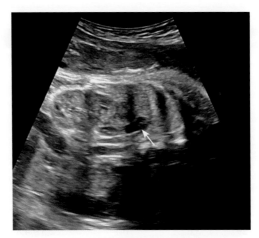

图 1-54　旁正中矢状面，箭头所指为肾上腺

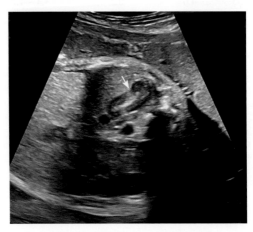

图 1-55　横切面，箭头所指为肾上腺

表 1-12　不同孕周胎儿肾长径对照表

孕周（周）	长径均值	标准差	95%CI
18	2.2	0.3	1.6～2.8
19	2.3	0.4	1.5～3.1
20	2.6	0.4	1.8～3.4
21	2.7	0.3	2.1～3.2
22	2.7	0.3	2.0～3.4
23	3.0	0.4	2.2～3.7
24	3.1	0.6	1.9～4.4
25	3.3	0.4	2.5～4.2
26	3.4	0.4	2.4～4.4
27	3.5	0.4	2.7～4.4
28	3.4	0.4	2.6～4.2
29	3.6	0.7	2.3～4.8
30	3.8	0.4	2.9～4.6
31	3.7	0.5	2.8～4.6
32	4.1	0.5	3.1～5.1
33	4.0	0.3	3.3～4.7
34	4.2	0.4	3.3～5.0
35	4.2	0.5	3.2～5.2
36	4.2	0.4	3.3～5.0
37	4.2	0.4	3.3～5.1
38	4.4	0.6	3.2～5.6
39	4.2	0.3	3.5～4.8
40	4.3	0.5	3.2～5.3
41	4.5	0.3	3.9～5.1

引自：Cohen HL, *et al*. normal length of fetal kidneys: sonographic study in 397 obstetric patients, Am J Roentgenol, 1991, 157(3):545-548.

表 1-13　不同孕周胎儿肾上腺长径对照表

孕周	肾上腺长径（mm）			
	P_5	P_{50}	P_{95}	SD
16	3	4.2	5.3	0.7
17	3.5	4.6	5.8	0.7
18	3.9	5	6.2	0.7
19	4.3	5.4	6.6	0.7
20	4.7	5.8	7	0.7
21	5.1	6.2	7.4	0.7
22	5.4	6.6	7.7	0.7
23	5.8	6.9	8.1	0.71
24	6.1	7.3	8.5	0.71
25	6.5	7.6	8.8	0.71
26	6.8	8	9.1	0.71
27	7.1	8.3	9.5	0.72
28	7.4	8.6	9.8	0.72
29	7.7	8.9	10.1	0.72
30	8	9.1	10.3	0.73
31	8.2	9.4	10.6	0.73
32	8.5	9.7	10.9	0.73
33	8.7	9.9	11.1	0.74
34	8.9	10.2	11.4	0.74
35	9.2	10.4	11.6	0.75
36	9.4	10.6	11.8	0.75
37	9.6	10.8	12.1	0.76
38	9.7	11	12.3	0.76
39	9.9	11.2	12.4	0.77
40	10.1	11.3	12.6	0.77
41	10.2	11.5	12.8	0.78

Vuuren SH, Damen-Elias HA, Stigter RH, et al. Size and volume charts of fetal kidney, renal pelvis and adrenal gland. Ultrasound Obstet Gynecol, 2012, 40: 659-664.

（1）正常女性胎儿外生殖器超声表现

① 11周后：在正中矢状面生殖结节指向尾侧，与骶尾部皮肤水平线平行或成角＜30°（图1-56）。

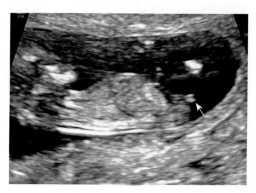

图1-56　生殖结节（箭头）

② 中晚孕期：在腹部横切面可显示女性胎儿盆腔内位于直肠与膀胱之间的圆形或卵圆形结构的子宫（图1-57）。在外生殖器冠状面可显示小阴唇及大阴唇，呈平行排列的四条强回声带（图1-58）。

（2）正常男性胎儿外生殖器超声表现

① 11周后，正中矢状面阴茎指向前方，与骶尾部皮肤水平线垂直（图1-59）。

② 中晚孕期：在冠状面可显示阴囊和阴茎。阴茎平直，阴茎头稍尖（图1-60）。26周以后可辨认睾丸，孕32周后几乎100%显示。

九、骨骼系统正常超声表现

1. 颅骨及面部骨

（1）扫查时间：孕第10周颅骨开始骨化，第

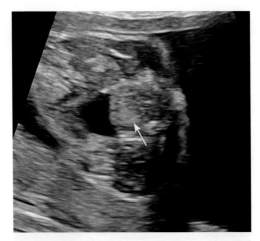

图 1-57　女性胎儿的子宫（箭头）

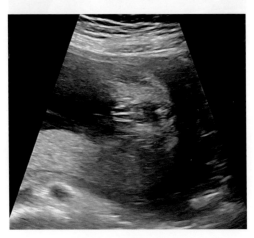

图 1-58　女性胎儿的外阴

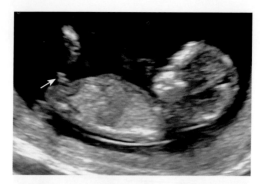

图1-59 阴茎（箭头）

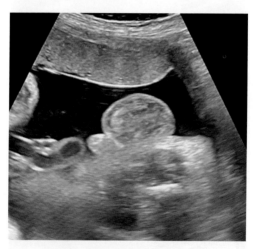

图1-60 中孕期男性胎儿的外生殖器

11～12周颅骨骨化明显。

（2）扫查平面：在横切面显示颅骨光环、眼眶和牙槽骨等，在正中矢状面显示面部轮廓和鼻骨。

（3）超声表现：颅骨为完整的椭圆形光环，颅缝存在，无变形，回声强于脑中线，近场颅内结构显示欠清（详见本章"三、神经系统正常超声表现"）。面部骨详见"四、颜面部及颈部正常超声表现"。

2. 四肢骨骼

（1）扫查时间：自早孕期超声筛查起可扫查四肢骨骼。

（2）扫查平面：应纵切、横切、冠状多切面扫查，强调有序、全面扫查，从上臂、前臂、腕到手，从大腿、小腿、踝到足。应观察骨的结构及形态，有无弯曲、成角或骨折，有无骨缺如及指、趾数目异常，有无姿势和活动异常。

（3）超声表现：股骨纵切面示股骨干呈强回声，股骨头和周围软骨呈低回声（图1-61）。肱骨与之类似（图1-62）。小腿冠状面显示胫骨与腓骨在同一水平（图1-63），且与足底不在同一切面。前臂冠状面示尺骨与桡骨在同一水平（图1-64）。手、足切面见

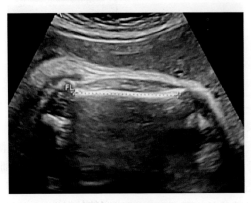

图1-61 股骨的测量

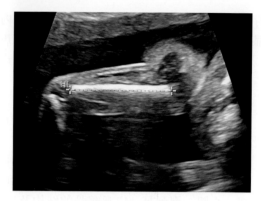

图 1-62　肱骨的测量

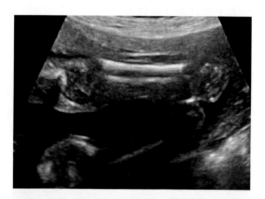

图 1-63　小腿冠状面显示胫腓骨

图 1-65、图 1-66。不同孕周四肢长度参考值见表 1-14 和表 1-15。

（4）测量：胎儿 CRL ≥ 70 mm 时应常规测量股骨长（femur length, FL）。系统筛查时应测量肱骨长 (humerus length, HL)。如怀疑骨骼发育异常，还应测量足长（图 1-66）。股骨长测量探头与之平行，

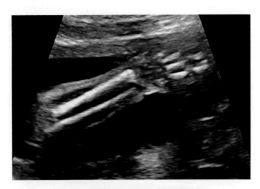

图 1-64　前臂冠状面显示尺桡骨

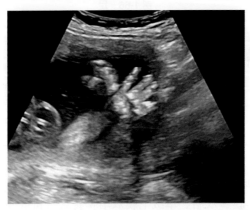

图 1-65　手

仅测量骨干长度，不包括股骨头和骨骺（图 1-61）。

3. 躯干骨

（1）扫查时间：胎儿脊椎在孕 10 周后开始骨化，12 周后可以很好地显示，颈椎及骶椎在孕 18 周左右完成骨化。

（2）扫查平面：脊柱旁矢状面、横切面和冠

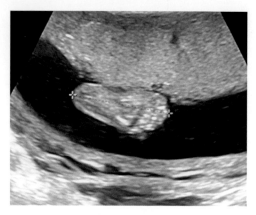

图 1-66　足

状面。

（3）超声表现：正常脊柱超声表现详见本章：三、神经系统正常超声表现。

十、双胎妊娠的正常超声表现

1. 绒毛膜性的判定　双胎妊娠分为双卵双胎和单卵双胎。根据绒毛膜性和羊膜性分为双绒毛膜双羊膜囊双胎、单绒毛膜双羊膜囊双胎和单绒毛膜单羊膜囊双胎。双卵双胎为双绒毛膜双羊膜囊双胎。单卵双胎根据受精卵分裂时间的不同，可表现为双绒毛膜双胎、单绒毛膜双羊膜囊双胎、单绒毛膜单羊膜囊双胎和联体双胎。

（1）扫查时间：判断绒毛膜性的最佳孕周是孕6～14周。

（2）超声表现：孕6～9周可通过宫腔内妊娠囊、卵黄囊和羊膜囊数目确定绒毛膜性。如宫腔内

表 1-14　不同孕周股骨、胫骨和腓骨长度参考值

孕龄 （w）	股骨（mm）			胫骨（mm）			腓骨（mm）		
	P₅	P₅₀	P₉₅	P₅	P₅₀	P₉₅	P₅	P₅₀	P₉₅
12	4	8	13		7			6	
13	6	11	16		10			9	
14	9	14	18	7	12	17	6	12	19
15	12	17	21	9	15	20	9	15	21
16	15	20	24	12	17	22	13	18	23
17	18	23	27	15	20	25	13	21	28
18	21	25	30	17	22	27	15	23	31
19	24	28	33	20	25	30	19	26	33
20	26	31	36	22	27	33	21	28	36
21	29	34	38	25	30	35	24	31	37
22	32	36	41	27	32	38	27	33	39
23	35	39	44	30	35	40	28	35	42
24	37	42	46	32	37	42	29	37	45
25	40	44	49	34	40	45	34	40	45
26	42	47	51	37	42	47	36	42	47
27	45	49	54	39	44	49	37	44	50
28	47	52	56	41	46	51	38	45	53
29	50	54	59	43	48	53	41	47	54
30	52	56	61	45	50	55	43	49	56
31	54	59	63	47	52	57	42	51	59
32	56	61	65	48	54	59	42	52	63
33	58	63	67	50	55	60	46	54	62
34	60	65	69	52	57	62	46	55	65
35	62	67	71	53	58	64	51	57	62
36	64	68	73	55	60	65	54	58	63
37	65	70	74	56	61	67	54	59	65
38	67	71	76	58	63	68	56	61	65
39	68	73	77	59	64	69	56	62	67
40	70	74	79	61	66	71	59	63	67

引　自：P Jeanty, F Rodesch, D Delbeke, et al. Obstetrical Ultrasound. New York: McGraw-Hill, 1983.

表 1-15 不同孕周肱骨、尺骨和桡骨长度参考值

孕龄 (w)	肱骨 (mm)			尺骨 (mm)			桡骨 (mm)		
	P_5	P_{50}	P_{95}	P_5	P_{50}	P_{95}	P_5	P_{50}	P_{95}
12		9			7			7	
13	6	11	16	5	10	15	6	10	14
14	9	14	19	8	13	18	8	13	17
15	12	17	22	11	16	21	11	15	20
16	15	20	25	13	18	23	13	18	22
17	18	22	27	16	21	26	14	20	26
18	20	25	30	19	24	29	15	22	29
19	23	28	33	21	26	31	20	24	29
20	25	30	35	24	29	34	22	27	32
21	28	33	38	26	31	36	24	29	33
22	30	35	40	28	33	38	27	31	34
23	33	38	42	31	36	41	26	32	39
24	35	40	45	33	38	43	26	34	42
25	37	42	47	35	40	45	31	36	41
26	39	44	49	37	42	47	32	37	43
27	41	46	51	39	44	49	33	39	45
28	43	48	53	41	46	51	33	40	48
29	45	50	55	43	48	53	36	42	47
30	47	51	56	44	49	54	36	43	49
31	48	53	58	46	51	56	38	44	50
32	50	55	60	48	53	58	37	45	53
33	51	56	61	49	54	59	41	46	51
34	53	58	63	51	56	61	40	47	53
35	54	59	64	52	57	62	41	48	54
36	56	61	65	53	58	63	39	48	57
37	57	62	67	55	60	65	45	49	53
38	59	63	68	56	61	66	45	49	54
39	61	65	70	57	62	67	45	50	54
40	61	66	71	58	63	68	46	50	55

引 自：P Jeanty, F Rodesch, D Delbeke, et al. Obstetrical Ultrasound. New York: McGraw-Hill, 1983.

有两个妊娠囊，其内各见一个胎芽，则为双绒毛膜双胎；如宫腔内有一个孕囊，则为单绒毛膜双胎。如一个孕囊内有两个卵黄囊和两个羊膜囊，其内分别有一个胎芽，则为单绒毛膜双羊膜囊双胎；如仅见一个羊膜囊，则为单绒毛膜单羊膜囊双胎。但早孕期羊膜纤细，有时显示不清。

孕 10～14 周可通过双胎间胎膜分隔与胎盘连接处的形态来判定绒毛膜性。双绒毛膜双羊膜囊双胎胎膜分隔与胎盘连接处呈"λ"征，即双胎峰（图 1-67）；单绒毛膜双羊膜囊双胎胎膜分隔与胎盘连接处呈"T"征（图 1-68）。如可见两个完全分开的胎盘，则为双绒毛膜双胎。

孕 14 周以后，由于双胎峰逐渐消失，因而不易判断绒毛膜性。如出现双胎峰，则为双绒毛膜双胎；如无双胎峰，则单绒毛膜和双绒毛膜都有可能。如胎盘为两个完全分开，或双胎儿性别不同，则为双绒毛膜双胎。

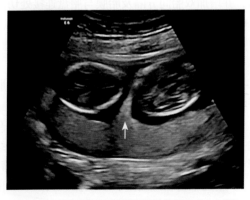

图 1-67　双绒毛膜双羊膜囊双胎胎膜的"λ"征

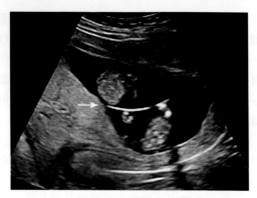

图 1-68　单绒毛膜双羊膜囊双胎胎膜的"T"征

2. 双胎的超声监测

（1）扫查时间：对所有双胎妊娠应常规进行早孕期超声检查和中孕期系统筛查。孕 16 周以后双绒毛膜双胎应每四周进行一次超声检查，单绒毛膜双胎每两周进行一次超声检查。

（2）扫查平面：双胎妊娠每个胎儿的扫查平面同单胎，并增加双胎间分隔及胎膜与胎盘连接处切面。

（3）监测指标

① 确定绒毛膜性。

② 双胎标记：胎儿的位置（左、右，上、下，前、后）、胎盘的位置、脐带的胎盘插入点以及胎儿特征标记。

③ 胎儿结构筛查：双胎妊娠胎儿结构异常高于单胎，早孕期（ 11 ~ 13^{+6} 周）行 NT 检查及严重结构畸形筛查，中孕期（ 20 ~ 24 周）详细进行结构筛查。

④ 胎儿生物物理测量：双顶径、头围、腹围和股骨长。

⑤ 羊水量：测量每个羊膜腔内的最大羊水深度。

⑥ 多普勒监测：对双绒毛膜双胎从孕 24 周起测量脐动脉多普勒。对单绒毛膜双胎从孕 16 周起测量脐动脉多普勒，从孕 20 周起测量大脑中动脉峰流速（middle cerebral artery peak systolic velocity, MCA-PSV）。

⑦ 监测宫颈管长度。

十一 、胎盘、脐带及羊水正常超声表现

1. 胎盘

（1）扫查时间：胎盘于孕 9 周开始可以辨认，孕 10 ~ 12 周其边缘可清晰地显示，胎盘体积随孕周增长而增大。

（2）超声表现：胎盘呈扁圆状，中间厚，两边薄。使超声声束垂直于胎盘组织进行测量，厚 1 ~ 3 cm。正常胎盘附着于子宫体的前壁、后壁、宫底或侧壁。胎盘脐带插入点位于胎盘中央或偏中央位置，与胎盘表面的脐血管呈"人"字形。彩色多普勒超声能更好地显示脐带插入点的位置。

胎盘成熟度可分为四度：

- 0 度：绒毛膜板光滑平整，胎盘实质均匀，基底膜显示不清。
- Ⅰ 度：绒毛膜板出现轻微的波状起伏，胎盘实质内出现散在强光点，基底膜似无回声。
- Ⅱ 度：绒毛膜板出现切迹并伸入胎盘实质内，但并未达基底膜。胎盘实质内出现逗点样强回声，基底膜出现线样排列的强光点。
- Ⅲ 度：绒毛膜板深达基底膜，胎盘实质内出

现环状强回声及不规则强光团，基底膜强光点增大甚至融合相连。

2. 脐带

（1）扫查时间：脐带于孕 8 周开始可显示。

（2）扫查平面：横切面和纵切面。

（3）超声表现：正常脐带由两条脐动脉和一条脐静脉组成，纵切时呈螺旋状排列。横切时可见三个管腔回声，呈"品"字形。

3. 羊水

（1）扫查平面：将超声声束垂直于水平面，避开胎儿肢体及脐带进行垂直测量。

（2）羊水最大深度（amniotic fluid volume，AFV）：寻找羊膜腔内羊水最多处，测量其最大垂直深度。大于 80 mm 为羊水过多，少于 20 mm 为羊水过少。

（3）羊水指数（amniotic fluid index，AFI）：以母体脐部为中心，划分左上、左下、右下及右上四个象限，分别测量四个象限的羊水最大深度，测值之和即为羊水指数。大于 250 mm 为羊水过多，小于 80 mm 为羊水偏少，小于 20 mm 为羊水过少。

十二、多普勒超声在产科超声中的应用

1. 多普勒超声的分类及应用

（1）频谱多普勒

① 脉冲多普勒（pulse wave Doppler，PW）：定位测量血流流速更精确，缺点为不利于测量高速血流。

② 连续波多普勒（continuous wave Doppler，CW）：优点为可接收高速血流信号而不发生混叠，缺点为缺乏区域定位特异性，多用于胎儿超声心动图的检测。

（2）彩色多普勒

① 彩色多普勒速度图（colour Doppler velocity, CDV）：用彩色色标显像图来表示采样区域内的平均血流速度，不同色泽表示速度的差别。

② 彩色多普勒能量图（colour Doppler energy, CDE）：优点为有极好的信噪比和对低速血流信号的敏感性，不具有角度依赖性，且不产生混叠，故在显示局部器官血管网络上有较大优势，如胎儿头颅Willis环等。

③ 彩色多普勒速度能量图（convergent colour doppler, CCD）：指分别利用频移和振幅信号进行成像的彩色多普勒速度图及彩色多普勒能量图。其优缺点互补，既利用了彩色多普勒能量图的敏感性，又利用了彩色多普勒能量图的方向性。

（3）多普勒的计算方法及应用

① 阻力指数（resistance index，RI）：RI=［收缩期峰值流速（peak systolic velocity, PSV）－舒张末期流速（end diastolic velocity, EDV）］/ 收缩期峰值流速（PSV），或简写为 RI=（S–D）/S。

RI 值测得大小主要取决于 D 值。D 值高时，RI 值低，血管远端阻力低，反之阻力升高。RI 值可以反映舒张末期血流是否存在，是否有反向血流。当 RI 值＞1 时，提示舒张末期出现反向血流。

② 搏动指数（pulsatility index, PI）：PI=［收缩期峰值流速（S）－舒张末期流速（D）］/ 平均流速

PI 值高时说明平均血流速度和舒张末期流速均低，即血管阻力高。因此 PI 值反映血流阻力的大小。

RI 值与 PI 值的不同点在于 PI 值不仅能反映收缩期峰值流速和舒张末期流速，还能反映整个周期

的平均流速，更能代表血流波形的整体情况。

③ 收缩期 / 舒张比值（S/D 比值）

S/D= 收缩期峰值流速（S）/ 舒张末期流速（D）

④ 常用多普勒测量指标的相关性

PI 与血管阻力呈线性关系，S/D 值与 RI 成反比，RI 与血管阻力成抛物线形关系，但 PI 不可能无穷大，因为有时会出现舒张期血流缺失或反向。

PI 为目前产科超声最常用指标。同样，静脉搏动指数（pulsatility idex for veins，PIV）是目前用来描述静脉波形最常用的指标。

2. 临床常用多普勒超声正常表现

（1）脐动脉血流频谱

① 测量方法：可在游离脐带任何部位测量脐动脉。使血流方向尽量与声束方向平行，夹角＜30°，获取脐动脉血流频谱，测量 S/D 值、RI 值和 PI 值。

② 正常表现及量表（图 1-69 及表 1-16 至表 1-18）：脐动脉频谱反映了胎盘的循环状态。孕 14

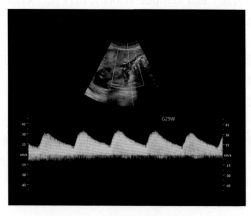

图 1-69 脐动脉正常血流频谱

周后通过脐动脉频谱便可见舒张期血流。舒张期血流速度随孕周增加而增加，在孕28周前增加最明显。随着舒张期血流增加，脐动脉 RI 值降低，反映胎盘循环阻力逐渐降低。

（2）脐静脉血流频谱

① 测量方法：于胎儿上腹部横切面显示腹内段脐静脉测量血流频谱，使脐静脉血流方向尽量与声束方向平行。相比游离段脐静脉，腹内段脐静脉不易受羊水、胎动和脐带缠绕的影响，稳定性更高。

② 正常表现（图1-70）：平稳，有连续性，无波动性，不受胎儿房室收缩的影响，并且血管内径、血流速度及血流量等均随孕周的增加而呈现逐渐增加的趋势。

（3）静脉导管血流频谱

① 测量方法：取胎儿腹部正中矢状面或斜横切面，沿肝内脐静脉向胎头侧追踪至静脉导管。彩色

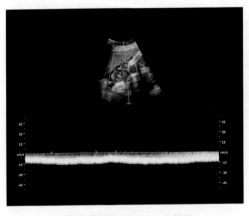

图1-70　脐静脉血流正常频谱

表 1-16　脐动脉 S/D 值参考范围

孕周 (w)	P2.5	P5	P10	P25	P50	P75	P90	P95	P97.5
19	2.73	2.93	3.19	3.67	4.28	5.00	5.75	6.26	6.73
20	2.63	2.83	3.07	3.53	4.11	4.80	5.51	5.99	6.43
21	2.51	2.70	2.93	3.36	3.91	4.55	5.22	5.67	6.09
22	2.43	2.60	2.83	3.24	3.77	4.38	5.03	5.45	5.85
23	2.34	2.51	2.72	3.11	3.62	4.21	4.82	5.22	5.61
24	2.25	2.41	2.62	2.99	3.48	4.04	4.63	5.02	5.38
25	2.17	2.33	2.52	2.88	3.35	3.89	4.45	4.83	5.18
26	2.09	2.24	2.43	2.78	3.23	3.75	4.30	4.66	5.00
27	2.02	2.17	2.35	2.69	3.12	3.63	4.15	4.50	4.83
28	1.95	2.09	2.27	2.60	3.02	3.51	4.02	4.36	4.67
29	1.89	2.03	2.20	2.52	2.92	3.40	3.89	4.22	4.53
30	1.83	1.96	2.13	2.44	2.83	3.30	3.78	4.10	4.40
31	1.77	1.9	2.06	2.36	2.75	3.20	3.67	3.98	4.27
32	1.71	1.84	2.00	2.29	2.67	3.11	3.57	3.87	4.16
33	1.66	1.79	1.94	2.23	2.60	3.03	3.48	3.77	4.06
34	1.61	1.73	1.88	2.16	2.53	2.95	3.39	3.68	3.96

孕周 (w)	$P_{2.5}$	P_5	P_{10}	P_{25}	P_{50}	P_{75}	P_{90}	P_{95}	$P_{97.5}$
35	1.57	1.68	1.83	2.11	2.46	2.87	3.30	3.59	3.86
36	1.52	1.64	1.78	2.05	2.40	2.80	3.23	3.51	3.78
37	1.48	1.59	1.73	2.00	2.34	2.74	3.15	3.43	3.69
38	1.44	1.55	1.69	1.95	2.28	2.67	3.08	3.36	3.62
39	1.40	1.51	1.64	1.90	2.23	2.61	3.02	3.29	3.54
40	1.36	1.47	1.60	1.85	2.18	2.56	2.96	3.22	3.48
41	1.33	1.43	1.56	1.81	2.13	2.50	2.90	3.16	3.41

引自：Acharya G, Wilsgaard T, Berntsen GKR, et al. Reference ranges for serial measurements of umbilical artery Doppler indices in the second half of pregnancy. American Journal of Obstetrics and Gynecology, 2005, 192, 937-944.

表 1-17 脐动脉 PI 值参考范围

孕周 (w)	$P_{2.5}$	P_5	P_{10}	P_{25}	P_{50}	P_{75}	P_{90}	P_{95}	$P_{97.5}$
19	0.97	1.02	1.08	1.18	1.30	1.44	1.57	1.66	1.74
20	0.94	0.99	1.04	1.14	1.27	1.40	1.54	1.62	1.70
21	0.90	0.95	1.00	1.10	1.22	1.36	1.49	1.58	1.65
22	0.87	0.92	0.97	1.07	1.19	1.32	1.46	1.54	1.62
23	0.84	0.89	0.94	1.04	1.15	1.29	1.42	1.50	1.58
24	0.81	0.86	0.91	1.00	1.12	1.25	1.38	1.47	1.55
25	0.78	0.83	0.88	0.97	1.09	1.22	1.35	1.44	1.51
26	0.76	0.80	0.85	0.94	1.06	1.19	1.32	1.41	1.48
27	0.73	0.77	0.82	0.92	1.03	1.16	1.29	1.38	1.45
28	0.71	0.75	0.80	0.89	1.00	1.13	1.26	1.35	1.43
29	0.68	0.72	0.77	0.86	0.98	1.10	1.23	1.32	1.40
30	0.66	0.70	0.75	0.84	0.95	1.08	1.21	1.29	1.37
31	0.64	0.68	0.73	0.82	0.93	1.05	1.18	1.27	1.35
32	0.62	0.66	0.70	0.79	0.90	1.03	1.16	1.25	1.32
33	0.60	0.64	0.68	0.77	0.88	1.01	1.14	1.22	1.30
34	0.58	0.62	0.66	0.75	0.86	0.99	1.12	1.20	1.28

（续表）

孕周 (w)	$P_{2.5}$	P_5	P_{10}	P_{25}	P_{50}	P_{75}	P_{90}	P_{95}	$P_{97.5}$
35	0.56	0.60	0.64	0.73	0.84	0.97	1.09	1.18	1.26
36	0.54	0.58	0.63	0.71	0.82	0.95	1.07	1.16	1.24
37	0.53	0.56	0.61	0.69	0.80	0.93	1.05	1.14	1.22
38	0.51	0.55	0.59	0.68	0.78	0.91	1.04	1.12	1.20
39	0.49	0.53	0.57	0.66	0.76	0.89	1.02	1.10	1.18
40	0.48	0.51	0.56	0.64	0.75	0.87	1.00	1.09	1.17
41	0.47	0.50	0.54	0.63	0.73	0.85	0.98	1.07	1.15

引自：Acharya G, Wilsgaard T, Berntsen GR, *et al*. Reference ranges for serial measurements of umbilical artery Doppler indices in the second half of pregnancy. Ameri J Obstetr Gynec, 2005, 192, 937-944.

表 1-18　脐动脉 RI 值参考范围

孕周 (w)	P2.5	P5	P10	P25	P50	P75	P90	P95	P97.5
19	0.64	0.66	0.68	0.72	0.77	0.81	0.85	0.88	0.90
20	0.63	0.65	0.67	0.71	0.75	0.80	0.84	0.87	0.89
21	0.62	0.64	0.66	0.70	0.74	0.79	0.83	0.85	0.88
22	0.60	0.62	0.65	0.68	0.73	0.78	0.82	0.84	0.87
23	0.59	0.61	0.63	0.67	0.72	0.76	0.81	0.83	0.86
24	0.58	0.60	0.62	0.66	0.71	0.75	0.80	0.82	0.85
25	0.56	0.58	0.61	0.65	0.69	0.74	0.79	0.81	0.84
26	0.55	0.57	0.59	0.64	0.68	0.73	0.78	0.80	0.83
27	0.54	0.56	0.58	0.62	0.67	0.72	0.77	0.79	0.82
28	0.53	0.55	0.57	0.61	0.66	0.71	0.76	0.78	0.81
29	0.51	0.53	0.56	0.60	0.65	0.70	0.75	0.77	0.80
30	0.50	0.52	0.54	0.59	0.64	0.69	0.74	0.76	0.79
31	0.49	0.51	0.53	0.58	0.63	0.68	0.73	0.76	0.78
32	0.47	0.50	0.52	0.56	0.61	0.67	0.72	0.75	0.77
33	0.46	0.48	0.51	0.55	0.60	0.66	0.71	0.74	0.77
34	0.45	0.47	0.50	0.54	0.59	0.65	0.70	0.73	0.76

（续表）

孕周 (w)	$P_{2.5}$	P_5	P_{10}	P_{25}	P_{50}	P_{75}	P_{90}	P_{95}	$P_{97.5}$
35	0.44	0.46	0.48	0.53	0.58	0.64	0.69	0.72	0.75
36	0.42	0.45	0.47	0.52	0.57	0.63	0.68	0.71	0.74
37	0.41	0.43	0.46	0.51	0.56	0.62	0.67	0.70	0.73
38	0.40	0.42	0.45	0.50	0.55	0.61	0.66	0.70	0.73
39	0.39	0.41	0.44	0.48	0.54	0.60	0.65	0.69	0.72
40	0.38	0.40	0.43	0.47	0.53	0.59	0.65	0.68	0.71
41	0.36	0.39	0.41	0.46	0.52	0.58	0.64	0.67	0.70

引自：Acharya G, Wilsgaard T, Berntsen, *et al*. Reference ranges for serial measurements of umbilical artery Doppler indices in the second half of pregnancy. Ameri J T Obstetri Gynecol GRB, 2005, 192, 937-944.

多普勒血流显像证实其为血流朝向下腔静脉及右心房、色彩亮度高于脐静脉的血流信号。进行深度调节及放大图像，取样容积 1~2 mm，置于静脉导管中段进行测量，校正角度 < 30°。于胎儿静息时获取连续 3 个以上满意的静脉导管血流频谱。

② 正常表现：静脉导管的特点为厚壁、纤细，且流速快，在胎儿静脉系统中流速最快，在中晚孕期可达 55~90 cm/s，在妊娠早期流速相对较低。

频谱一般为三相波形，多普勒波形包括心室收缩波（S 波）、心室舒张早期波（D 波）及心房收缩波（a 波），但在健康胎儿偶见双相或无搏动性波形。在正常胎儿，妊娠早期开始 DV 的波为正向，且 PI 值随孕周增加而降低（图 1-71、图 1-72）。正常值参考见表 1-19、表 1-20。

（4）大脑中动脉（middle cerebral artery, MCA）血流频谱

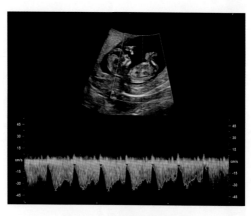

图 1-71　静脉导管血流频谱

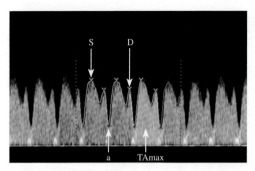

图 1-72　静脉导管血流频谱示意图

表 1-19　早孕期 DV-PI 参考值

CRL(mm)	P_5	P_{50}	P_{95}
45 ~ 50	0.9	1.1	1.4
51 ~ 61	0.8	1.1	1.4
62 ~ 70	0.8	1.1	1.3
71 ~ 75	0.8	1.0	1.3
76 ~ 84	0.7	1.0	1.3

引自：Peixoto AB, Caldas TM, Martins WP, *et al*. Reference range for the pulsatility index ductus venosus Doppler measurement between 11 and 13[+6] weeks of gestation in a Brazilian population. J Matern Fetal Neonatal Med, 2016, 29(17):2738-2741.

　　① 测量方法：将超声探头偏向颅底切面，显示胎儿 Willis 环。将多普勒取样框置于距离 Willis 环约 1 cm 处的大脑中动脉管腔中，调整声束与血流间夹角，使其尽可能接近 0°，将取样容积设置在 2 ~ 3 mm，测量过程记录 3 ~ 10 个波形，测量三次取平均值。

　　② 正常表现：大脑中动脉血流阻力随孕周表现为先高后低的趋势。在孕 28 周时阻力最高，28 周后阻力逐渐下降。

表 1-20 静脉导管 PLI、PVIV、PIV 及 S/a 比值参考值

孕周(w)	PLI			PVIV			PIV			S/a 比值 (TAmax)		
	P_5	P_{50}	P_{95}	P_5	P_{50}	P_{95}	P_5	P_{50}	P_{95}	P_5	P_{50}	P_{95}
14	0.527	0.727	0.927	0.607	0.887	1.167	0.819	1.119	1.419	2.725	3.925	5.125
15	0.481	0.681	0.881	0.543	0.823	1.103	0.705	1.005	1.305	2.174	3.374	4.574
16	0.445	0.645	0.845	0.492	0.772	1.052	0.616	0.916	1.216	1.832	2.992	4.192
17	0.415	0.615	0.815	0.454	0.73	1.01	0.547	0.847	1.147	1.627	2.727	3.927
18	0.391	0.591	0.791	0.427	0.697	0.973	0.493	0.793	1.093	1.482	2.542	3.702
19	0.37	0.57	0.77	0.40	0.67	0.94	0.46	0.75	1.04	1.41	2.41	3.51
20	0.36	0.56	0.75	0.39	0.65	0.91	0.44	0.72	1.00	1.35	2.33	3.37
21	0.35	0.54	0.74	0.38	0.63	0.88	0.41	0.69	0.97	1.30	2.26	3.24
22	0.35	0.53	0.72	0.38	0.62	0.86	0.40	0.67	0.95	1.28	2.22	3.16
23	0.34	0.52	0.71	0.37	0.61	0.84	0.39	0.66	0.93	1.27	2.19	3.11
24	0.34	0.52	0.70	0.37	0.60	0.83	0.38	0.65	0.92	1.27	2.17	3.09
25	0.33	0.51	0.70	0.37	0.59	0.81	0.37	0.64	0.91	1.26	2.16	3.06
26	0.33	0.51	0.69	0.37	0.59	0.81	0.36	0.63	0.90	1.25	2.15	3.05
27	0.32	0.50	0.69	0.36	0.58	0.80	0.36	0.63	0.90	1.24	2.14	3.04
28	0.32	0.50	0.68	0.36	0.58	0.80	0.35	0.62	0.89	1.24	2.14	3.04

孕周 (w)	PLI			PVIV			PIV			S/a 比值（TAmax）		
	P$_5$	P$_{50}$	P$_{95}$	P$_5$	P$_{50}$	P$_{95}$	P$_5$	P$_{50}$	P$_{95}$	P$_5$	P$_{50}$	P$_{95}$
29	0.32	0.50	0.68	0.35	0.57	0.79	0.35	0.62	0.89	1.23	2.13	3.03
30	0.32	0.50	0.68	0.35	0.57	0.79	0.35	0.62	0.89	1.23	2.13	3.03
31	0.32	0.50	0.68	0.35	0.57	0.79	0.34	0.61	0.88	1.23	2.13	3.03
32	0.31	0.49	0.68	0.35	0.57	0.79	0.34	0.61	0.88	1.227	2.127	3.027
33	0.31	0.49	0.67	0.35	0.57	0.79	0.34	0.61	0.88	1.226	2.126	3.026
34	0.31	0.49	0.67	0.35	0.57	0.79	0.34	0.61	0.88	1.225	2.125	3.025
35	0.31	0.49	0.67	0.34	0.56	0.78	0.34	0.61	0.88	1.225	2.125	3.025
36	0.31	0.49	0.67	0.34	0.56	0.78	0.34	0.61	0.88	1.225	2.125	3.025
37	0.31	0.49	0.67	0.34	0.56	0.78	0.34	0.61	0.88	1.224	2.124	3.024
38	0.31	0.49	0.67	0.343	0.563	0.783	0.337	0.607	0.877	1.224	2.124	3.024
39	0.309	0.489	0.67	0.342	0.562	0.782	0.336	0.606	0.876	1.224	2.124	3.024
40	0.309	0.489	0.669	0.342	0.562	0.782	0.336	0.606	0.876	1.224	2.124	3.024

备注：PLI：静脉前负荷指数；PVIV：静脉峰值流速指数；PIV：静脉搏动指数；S/a 比值（TAmax）：心室收缩期峰值流速 / 心房收缩期峰值流速比

Tongprasert F, Srisupundit K, Luewan S, et al. normal reference ranges of ductus venosus doppler indices in the period from 14 to 40 weeks' gestation. Gynecol Obstet Invest, 2012, 73(1):32-37.

大脑中动脉血流频谱呈明显脉冲样变化，高阻抗，窄频带。大脑中动脉血流频谱于妊娠 11～12 周前无舒张期血流，之后出现舒张期血流高于零位基线，血流持续整个心动周期（图 1-73）。正常值参考见表 1-21 至表 1-23。

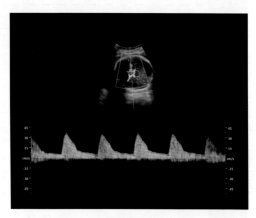

图 1-73　大脑中动脉正常血流频谱

（5）子宫动脉血流频谱

① 测量方法：在早孕期采用经阴道超声测量，在中晚孕期采用经腹超声测量。患者取仰卧位，使彩色血流多普勒超声于宫颈与宫体部连接处显示子宫动脉，在距离其与髂外动脉交叉处下方约 1 cm 处用脉冲多普勒分别检测两侧子宫动脉，取样容积 2 mm。声束与血管夹角 < 50° 时，获取子宫动脉频谱，且收缩期峰值流速 > 60 cm/s。

② 正常表现及量表：在非妊娠期及早孕期女性，子宫动脉血流频谱表现为高阻和舒张早期切迹

表 1-21 大脑中动脉相应孕周收缩期峰值流速（PSV）值参考范围

孕周(w)	P2.5	P5	P10	P25	P50	P75	P90	P95	P97.5
21	17.14	18.12	19.31	21.46	24.09	27	29.9	31.75	33.45
22	18.34	19.37	20.63	22.91	25.69	28.77	31.83	33.79	35.57
23	19.62	20.72	22.05	24.47	27.41	30.67	33.9	35.97	37.86
24	20.98	22.15	23.56	26.12	29.25	32.7	36.12	38.31	40.31
25	22.41	23.65	25.16	27.87	31.19	34.85	38.48	40.80	42.91
26	23.89	25.21	26.82	29.70	33.22	37.11	40.96	43.42	45.67
27	25.43	26.83	28.53	31.60	35.34	39.47	43.56	46.18	48.56
28	26.98	28.47	30.28	33.54	37.52	41.92	46.27	49.05	51.59
29	28.53	30.11	32.04	35.51	39.74	44.42	49.06	52.03	54.73
30	30.04	31.73	33.77	37.47	41.98	46.97	51.91	55.08	57.97
31	31.49	33.28	35.46	39.39	44.19	49.51	54.79	58.18	61.27
32	32.83	34.73	37.04	41.22	46.34	52.02	57.67	61.30	64.61
33	34.02	36.04	38.49	42.94	48.39	54.46	60.50	64.39	67.94
34	35.02	37.16	39.76	44.48	50.29	56.77	63.24	67.41	71.22
35	35.79	38.05	40.80	45.81	51.99	58.90	65.83	70.31	74.41
36	36.29	38.66	41.57	46.86	53.43	60.81	68.22	73.02	77.43
37	36.48	38.97	42.02	47.60	54.56	62.41	70.34	75.49	80.23
38	36.33	38.92	42.12	47.99	55.34	63.67	72.13	77.64	82.73
39	35.82	38.51	41.83	47.97	55.70	64.52	73.52	79.41	84.85

引自：Ebbing C, Rasmussen*, Kiserud T. Middle cerebral artery blood flow velocities and pulsatility index and the cerebroplacental pulsatility ratio: longitudinal reference ranges and terms for serial measurements. Ultrasound Obstet Gynecol, 2007, 30: 287-296.

表 1-22 大脑中动脉相应孕周 PI 值参考范围

孕周 (w)	$P_{2.5}$	P_5	P_{10}	P_{25}	P_{50}	P_{75}	P_{90}	P_{95}	$P_{97.5}$
21	1.12	1.18	1.26	1.41	1.6	1.82	2.04	2.19	2.33
22	1.18	1.25	1.33	1.49	1.69	1.92	2.15	2.3	2.45
23	1.24	1.32	1.41	1.57	1.78	2.01	2.25	2.41	2.56
24	1.31	1.38	1.47	1.64	1.86	2.1	2.35	2.52	2.67
25	1.36	1.44	1.54	1.71	1.94	2.19	2.45	2.62	2.78
26	1.42	1.50	1.60	1.78	2.01	2.26	2.53	2.71	2.87
27	1.46	1.55	1.65	1.83	2.06	2.33	2.60	2.78	2.95
28	1.50	1.58	1.69	1.88	2.11	2.38	2.66	2.84	3.01
29	1.53	1.61	1.71	1.91	2.15	2.42	2.70	2.88	3.05
30	1.54	1.62	1.73	1.92	2.16	2.44	2.72	2.90	3.07
31	1.54	1.62	1.73	1.92	2.16	2.43	2.71	2.90	3.07
32	1.52	1.61	1.71	1.90	2.14	2.41	2.69	2.87	3.04
33	1.49	1.58	1.68	1.87	2.10	2.37	2.64	2.82	2.98
34	1.45	1.53	1.63	1.81	2.04	2.30	2.57	2.74	2.90
35	1.39	1.47	1.56	1.74	1.96	2.21	2.47	2.64	2.80
36	1.32	1.39	1.48	1.65	1.86	2.11	2.36	2.52	2.67
37	1.23	1.30	1.39	1.55	1.75	1.98	2.22	2.38	2.52
38	1.14	1.20	1.29	1.44	1.63	1.85	2.07	2.22	2.36
39	1.04	1.10	1.18	1.32	1.49	1.70	1.91	2.05	2.18

引自：Ebbing C, Rasmussen*S, Kiserud T. Middle cerebral artery blood flow velocities and pulsatility index and the cerebroplacental pulsatility ratio: longitudinal reference ranges and terms for serial measurements. Ultrasound Obstet Gynecol, 2007, 30:287-296.

表 1-23 相关高分参考文献脐动脉搏动指数（UA-PI）、大脑中动脉搏动指数（MCA-PI）及脑胎盘比（CPR）参考值

孕周(w)	UA-PI MedinaCastro等 P50	UA-PI MedinaCastro等 P95	Parra-Cordero等 P50	Parra-Cordero等 P95	Arduini等 P50	Arduini等 P95	MCA-PI Medina Castro等 P50	MCA-PI Medina Castro等 P5	Seffah等 P50	Seffah等 P5	Bahlmann等 平均	Bahlmann等 P5	Morales-Rosello等 P50	Morales-Rosello等 P5	CPR Ebbing等 P50	CPR Ebbing等 P5	Baschat等 平均	Baschat等 P50
28	1.06	1.41	1.07	1.45	1.12	1.61	1.77	1.17	1.96	1.03	1.94	1.44	1.73	1.23	2.14	1.47	2.13	1.28
29	1.00	1.46	1.04	1.40	1.08	1.57	1.89	1.12	1.92	0.91	1.94	1.44	1.76	1.25	2.21	1.53	1.86	1.15
30	1.03	1.39	1.01	1.36	1.05	1.54	1.92	1.18	1.75	1.42	1.92	1.42	1.79	1.25	2.28	1.58	2.34	1.44
31	1.03	1.37	0.98	1.32	1.02	1.51	1.93	1.14	1.77	1.51	1.90	1.40	1.81	1.26	2.32	1.62	2.29	1.73
32	1.00	1.35	0.95	1.28	0.99	1.48	1.82	1.15	1.54	1.41	1.88	1.37	1.82	1.26	2.35	1.64	2.03	1.24
33	0.96	1.30	0.92	1.24	0.97	1.46	1.80	1.11	1.66	1.11	1.74	1.33	1.82	1.25	2.36	1.65	2.10	1.44
34	0.97	1.29	0.89	1.20	0.95	1.44	1.70	1.12	1.52	1.29	1.80	1.28	1.81	1.24	2.35	1.63	2.10	1.36
35	0.93	1.27	0.86	1.17	0.94	1.43	1.63	1.07	1.32	1.08	1.75	1.23	1.79	1.22	2.32	1.60	2.01	1.45
36	0.92	1.21	0.84	1.13	0.92	1.42	1.60	0.99	1.38	1.03	1.68	1.16	1.77	1.20	2.27	1.55	2.01	1.26
37	0.86	1.18	0.81	1.10	0.92	1.41	1.45	0.85	1.53	1.01	1.61	1.09	1.73	1.17	2.19	1.48	2.25	1.17
38	0.84	1.12	0.79	1.06	0.91	1.40	1.37	0.79	1.14	0.96	1.53	1.01	1.69	1.14	2.09	1.40	1.90	1.23
39	0.83	1.05	0.76	1.03	0.91	1.40	1.24	0.75	1.37	0.77	1.45	0.92	1.64	1.10	1.97	1.29	1.64	1.16
40	0.79	1.07	0.74	1.00	0.91	1.40	1.06	0.56	0.99	0.92	1.35	0.82	1.58	1.06	—		1.80	1.08

引自：Oros D, Ruiz-martinez S, Staines-Urias E. Reference ranges for Doppler indices of umbilical and fetal middle cerebral arteries and cerebroplacental ratio: systematic review. Ultrasound Obstet Gynecol, 2019, 53:454-464.

（图 1-74），在中晚孕期（孕 20～43 周）子宫动脉的 S/D、RI 值及 PI 值逐渐降低，在舒张期切迹逐渐变浅甚至消失（图 1-75）。正常值参考见表 1-24。

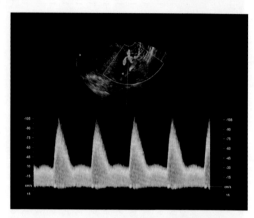

图 1-74　孕 12 周子宫动脉舒张早期出现浅切迹

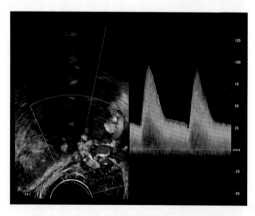

图 1-75　孕 27 周子宫动脉舒张期未见切迹

表 1-24 孕 11 ~ 41 周子宫动脉 PI 值参考范围

孕周（w）	P_5	P_{50}	P_{95}
11	1.18	1.79	2.70
12	1.11	1.68	2.53
13	1.05	1.58	2.38
14	0.99	1.49	2.24
15	0.94	1.41	2.11
16	0.89	1.33	1.99
17	0.85	1.27	1.88
18	0.81	1.20	1.79
19	0.78	1.15	1.70
20	0.74	1.10	1.61
21	0.71	1.05	1.54
22	0.69	1.00	1.47
23	0.66	0.96	1.41
24	0.64	0.93	1.35
25	0.62	0.89	1.30
26	0.60	0.86	1.25
27	0.58	0.84	1.21
28	0.56	0.81	1.17
29	0.55	0.79	1.13
30	0.54	0.77	1.10
31	0.52	0.75	1.06
32	0.51	0.73	1.04
33	0.50	0.71	1.01
34	0.50	0.70	0.99
35	0.49	0.69	0.97
36	0.48	0.68	0.95
37	0.48	0.67	0.94
38	0.47	0.66	0.92
39	0.47	0.65	0.91
40	0.47	0.65	0.90
41	0.47	0.65	0.89

备注：孕 11 ~ 14 周应用经阴道超声测量子宫动脉血流频谱，孕 15 ~ 40 周应用经腹超声测量子宫动脉频谱。

引自：Gomez O, Figueras F, Fernandez S, *et al*. Reference ranges for uterine artery mean pulsatility index at 11-41 weeks of gestation. Ultrasound Obstet Gynecol, 2008, 32:128-132.

十三、正常宫颈

1. **扫查时间**　有早产高危因素的人群于孕16～24周常规进行宫颈长度的测量。

2. **扫查平面**　经阴道超声检查，显示宫颈的正中矢状面。

3. **超声表现**　完整显示宫颈，显示宫颈内口、宫颈外口及宫颈黏膜。正常宫颈内外口闭合，黏膜线清晰（图1-76）。

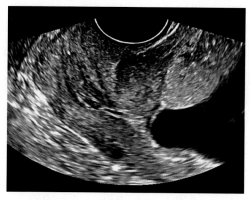

图 1-76　经阴道超声显示宫颈矢状面

4. 宫颈长度标准化测量

（1）排空膀胱。

（2）清洁探头 + 探头套。

（3）将探头放在阴道前穹窿。

（4）获得宫颈完整的矢状面。

（5）移动探头，以获得清晰图像，避免加压。

（6）将宫颈图像放大占屏幕的 2/3。

（7）确认宫颈内外口显示清晰，测量内外口的距离。

（8）重复操作，测量三次，取最短值。

（9）检查时间至少 3 min。

十四、常用胎儿生物测量及体重评估量表

1. 美国国家儿童健康与人类发展研究所（National Institute of Child Health and Human Development, NICHD）亚裔人群胎儿生长参考标准见表 1-25 至表 1-30。

表 1-25 NICHD 亚裔人群不同孕周胎儿双顶径（mm）百分位数表

孕周（w）	P_3	P_5	P_{10}	P_{50}	P_{90}	P_{95}	P_{97}
10	10.0	10.2	10.5	11.8	13.3	13.8	14.1
11	12.9	13.2	13.6	15.2	17.0	17.6	17.9
12	16.1	16.4	16.9	18.9	21.0	21.7	22.1
13	19.4	19.8	20.4	22.6	25.1	25.9	26.4
14	22.8	23.2	23.9	26.4	29.2	30.1	30.6
15	26.1	26.6	27.3	30.1	33.1	34.1	34.7
16	29.3	29.8	30.6	33.6	36.9	37.8	38.5
17	32.4	32.9	33.7	36.9	40.3	41.4	42.1
18	35.3	35.8	36.7	40.0	43.6	44.7	45.4
19	38.1	38.7	39.6	43.1	46.8	47.9	48.6
20	41.0	41.6	42.6	46.1	49.9	51.1	51.8
21	44.0	44.6	45.6	49.2	53.1	54.3	55.1
22	47.0	47.6	48.6	52.3	56.4	57.6	58.4
23	49.9	50.6	51.6	55.5	59.6	60.8	61.6
24	52.9	53.6	54.7	58.6	62.8	64.1	64.9
25	55.9	56.6	57.7	61.7	66.0	67.3	68.1
26	58.8	59.5	60.6	64.7	69.1	70.4	71.3

孕周 （w）	P_3	P_5	P_{10}	P_{50}	P_{90}	P_{95}	P_{97}
27	61.6	62.4	63.5	67.7	72.2	73.5	74.3
28	64.4	65.1	66.3	70.6	75.1	76.5	77.3
29	67.0	67.8	69.0	73.3	78.0	79.3	80.2
30	69.5	70.3	71.5	76.0	80.7	82.1	83.0
31	71.9	72.7	73.9	78.5	83.3	84.7	85.6
32	74.1	74.9	76.2	80.8	85.7	87.2	88.1
33	76.2	77.0	78.3	83.0	88.0	89.5	90.4
34	78.0	78.9	80.2	85.0	90.1	91.6	92.6
35	79.7	80.6	81.9	86.8	92.0	93.5	94.5
36	81.2	82.1	83.5	88.5	93.7	95.3	96.3
37	82.6	83.5	84.8	89.9	95.3	96.8	97.9
38	83.7	84.6	86.0	91.1	96.6	98.2	99.2
39	84.6	85.5	87.0	92.1	97.7	99.3	100.3
40	85.3	86.2	87.7	93.0	98.6	100.2	101.3

注：NICHD 是美国国立卫生研究院（National Institute of Health, NIH）的一个研究所

表 1-26 NICHD 亚裔人群不同孕周胎儿头围（mm）百分位数表

孕周（w）	P_3	P_5	P_{10}	P_{50}	P_{90}	P_{95}	P_{97}
10	39.9	40.6	41.7	45.9	54.4	51.8	52.7
11	50.6	51.5	52.8	57.8	63.3	64.9	66.0
12	62.2	63.2	64.8	70.6	77.0	78.9	80.2
13	74.3	75.4	77.2	83.9	91.1	93.3	94.7
14	86.6	87.9	89.9	97.3	105.3	107.7	109.3
15	98.9	100.3	102.5	110.5	119.2	121.8	123.5
16	110.9	112.4	114.7	123.3	132.6	135.3	137.1
17	122.6	124.2	126.6	135.6	145.3	148.1	150.0
18	133.9	135.6	138.1	147.5	157.4	160.4	162.3
19	145.1	146.8	149.4	159.0	169.3	172.3	174.3
20	156.4	158.1	160.8	170.7	181.1	184.2	186.2
21	167.8	169.6	172.3	182.4	193.0	196.1	198.1
22	179.3	181.1	183.9	194.0	204.8	208.0	210.0
23	190.7	192.5	195.3	205.7	216.6	219.7	221.8
24	201.9	203.8	206.6	217.1	228.0	231.3	233.5
25	212.9	214.8	217.7	228.3	239.5	242.7	244.9
26	223.6	225.5	228.4	239.2	250.5	253.8	256.0
27	233.8	235.8	238.8	249.7	261.2	264.5	266.7
28	243.6	245.6	248.6	259.8	271.5	274.9	277.1
29	252.8	254.8	257.9	269.3	281.3	284.7	287.0
30	261.3	263.4	266.6	278.3	290.6	294.1	296.5
31	269.2	271.3	274.7	286.7	299.3	303.0	305.4
32	276.4	278.6	282.1	294.5	307.5	311.3	313.8
33	282.9	285.2	288.8	301.7	315.2	319.1	321.7
34	288.8	291.2	294.9	308.3	322.3	326.4	329.0
35	294.0	296.5	300.3	314.2	328.8	333.0	335.8
36	298.5	301.1	305.0	319.5	334.7	339.1	342.0
37	302.3	304.9	309.0	324.1	339.8	344.4	347.5
38	305.2	308.0	312.2	327.8	344.2	349.0	352.1
39	307.3	310.1	314.5	330.7	347.7	352.7	355.9
40	308.3	311.3	315.9	332.6	350.3	355.4	358.8

表 1-27　NICHD 亚裔人群不同孕周胎儿腹围（mm）百分位数表

孕周（w）	P_3	P_5	P_10	P_50	P_90	P_95	P_97
10	30.9	31.5	32.4	2.6	40.0	41.2	42.0
11	39.2	39.9	41.1	45.4	50.1	51.6	52.5
12	48.4	49.2	50.6	55.7	61.3	63.0	64.1
13	58.3	59.3	60.9	66.8	73.3	75.2	76.5
14	68.8	70.0	71.8	78.4	85.7	87.9	89.4
15	79.7	81.0	83.0	90.4	98.5	100.9	102.5
16	90.8	92.2	94.3	102.5	111.3	113.9	115.6
17	101.8	103.3	105.7	114.5	123.9	126.8	128.6
18	112.9	114.5	117.0	126.3	136.4	139.4	141.4
19	123.8	125.5	128.1	138.0	148.7	151.8	153.9
20	134.6	136.4	139.2	149.6	160.8	164.1	166.3
21	145.3	147.2	150.2	161.1	172.8	176.3	178.6
22	155.9	157.9	161.0	172.4	184.6	188.2	190.6
23	166.2	168.3	171.5	183.4	196.2	200.0	202.5
24	176.3	178.4	181.8	194.3	207.6	211.5	214.1
25	186.1	188.4	191.9	204.9	218.8	222.9	225.6
26	195.7	198.1	201.8	215.4	229.9	234.2	237.0
27	205.2	207.6	211.5	225.8	241.0	245.5	248.4
28	214.5	217.1	221.2	236.1	252.1	256.8	259.9
29	223.9	226.7	230.9	246.7	263.4	268.4	271.7
30	233.4	236.3	240.8	257.3	275.0	280.3	283.7
31	242.8	245.8	250.5	268.0	286.7	292.3	295.9
32	252.0	255.2	260.2	278.7	298.5	304.5	308.2
33	260.9	264.3	269.6	289.1	310.1	316.3	320.4
34	269.5	273.1	278.7	299.3	321.4	328.0	332.3
35	277.6	281.4	287.3	309.0	332.4	339.3	343.9
36	285.2	289.2	295.4	318.3	342.9	350.3	355.1
37	292.4	296.6	303.1	327.2	353.2	360.9	366.0
38	299.4	303.7	310.6	335.9	363.2	371.4	376.8
39	306.2	310.7	317.9	344.5	373.4	382.0	387.7
40	312.9	317.7	325.2	353.3	383.8	392.9	398.9

表 1-28　NICHD 亚裔人群不同孕周胎儿股骨长（mm）百分位数表

孕周 （w）	P3	P5	P10	P50	P90	P95	P97
10	1.6	1.7	1.8	2.2	2.6	2.8	2.9
11	2.9	3.0	3.2	3.8	4.6	4.8	5.0
12	4.7	4.9	5.1	6.1	7.2	7.6	7.8
13	7.0	7.3	7.6	8.9	10.5	11.0	11.3
14	9.8	10.0	10.5	12.2	14.2	14.8	15.3
15	12.7	13.1	13.6	15.7	18.1	18.8	19.3
16	15.7	16.1	16.8	19.1	21.9	22.7	23.3
17	18.7	19.1	19.8	22.4	25.4	26.3	26.9
18	21.4	21.9	22.6	25.4	28.5	29.5	30.1
19	24.1	24.6	25.3	28.2	31.5	32.4	33.1
20	26.7	27.2	28.0	31.0	34.3	35.3	36.0
21	29.4	29.9	30.7	33.8	37.1	38.1	38.8
22	32.1	32.6	33.4	36.5	39.9	40.9	41.5
23	34.7	35.2	36.0	39.1	42.5	43.6	44.2
24	37.2	37.7	38.6	41.7	45.1	46.2	46.8
25	39.6	40.2	41.0	44.2	47.7	48.7	49.4
26	42.0	42.5	43.4	46.6	50.1	51.2	51.8
27	44.2	44.8	45.7	49.0	52.5	53.5	54.2
28	46.3	46.9	47.8	51.2	54.8	55.9	56.6
29	48.4	49.0	49.9	53.4	57.1	58.2	58.9
30	50.4	51.0	51.9	55.5	59.3	60.4	61.1
31	52.3	52.9	53.9	57.5	61.4	62.6	63.4
32	54.1	54.7	55.7	59.5	63.5	64.7	65.5
33	55.8	56.5	57.5	61.4	65.6	66.8	67.6
34	57.5	58.1	59.2	63.2	67.5	68.8	69.6
35	59.0	59.8	60.9	65.0	69.4	70.7	71.5
36	60.6	61.3	62.4	66.7	71.2	72.5	73.4
37	62.0	62.7	63.9	68.3	72.9	74.2	75.1
38	63.3	64.1	65.3	69.7	74.5	75.9	76.8
39	64.5	65.3	66.6	71.1	76.0	77.4	78.3
40	65.6	66.4	67.7	72.4	77.4	78.9	79.9

表 1-29　NICHD 亚裔人群不同孕周胎儿肱骨长（mm）百分位数表

孕周（w）	P3	P5	P10	P50	P90	P95	P97
10	1.8	1.8	1.9	2.3	2.8	3.0	3.1
11	3.2	3.3	3.4	4.1	4.8	5.1	5.2
12	5.1	5.2	5.5	6.4	7.6	7.9	8.2
13	7.5	7.7	8.1	9.4	10.9	11.4	11.7
14	10.3	10.6	11.0	12.7	14.6	15.2	15.6
15	13.3	13.6	14.1	16.1	18.4	19.1	19.6
16	16.2	16.6	17.2	19.4	22.0	22.8	23.3
17	19.0	19.4	20.0	22.5	25.3	26.1	26.7
18	21.5	22.0	22.6	25.2	28.1	29.0	29.5
19	23.9	24.3	25.0	27.7	30.6	31.5	32.1
20	26.2	26.6	27.4	30.0	33.0	33.9	34.5
21	28.5	28.9	29.7	32.4	35.4	36.3	36.9
22	30.7	31.2	31.9	34.7	37.7	38.6	39.2
23	32.9	33.4	34.1	36.9	39.9	40.8	41.4
24	35.0	35.5	36.3	39.1	42.1	43.0	43.6
25	37.0	37.5	38.3	41.2	44.2	45.2	45.8
26	38.9	39.4	40.2	43.1	46.3	47.2	47.8
27	40.6	41.2	42.0	45.0	48.3	49.2	49.9
28	42.3	42.8	43.7	46.8	50.1	51.1	51.8
29	43.8	44.4	45.3	48.5	52.0	53.0	53.7
30	45.3	45.8	46.8	50.1	53.7	54.8	55.5
31	46.6	47.2	48.2	51.6	55.4	56.5	57.2
32	47.9	48.5	49.5	53.1	57.0	58.2	58.9
33	49.1	49.8	50.8	54.5	58.6	59.7	60.5
34	50.3	51.0	52.0	55.9	60.1	61.3	62.1
35	51.5	52.2	53.3	57.3	61.5	62.8	63.6
36	52.7	53.4	54.5	58.6	63.0	64.3	65.1
37	53.8	54.5	55.6	59.8	64.3	65.6	66.5
38	54.8	55.5	56.7	60.9	6S	66.9	67.8
39	55.7	56.4	57.6	61.9	66.6	68.0	68.9
40	56.4	57.1	58.3	62.7	67.5	68.9	69.8

表 1-30　NICHD 亚裔人群不同孕周胎儿估测体重参考标准（g）

孕周（w）	P₃	P₅	P₁₀	P₅₀	P₉₀	P₉₅	P₉₇
14	66	68	71	83	97	101	104
15	86	88	92	108	125	131	135
16	110	113	118	138	160	167	172
17	139	143	149	173	202	211	216
18	172	177	185	215	250	261	269
19	211	217	227	264	307	321	330
20	257	264	275	320	373	389	400
21	308	317	331	385	447	467	480
22	367	378	394	458	532	556	571
23	434	446	466	541	628	656	674
24	509	524	546	634	737	769	790
25	594	611	637	740	859	896	921
26	690	709	740	859	997	1 040	1 069
27	796	818	853	990	1 149	1 199	1 232
28	913	938	978	1 136	1 318	1 375	1 413
29	1 039	1 068	1 114	1 293	1 501	1 566	1 609
30	1 175	1 208	1 260	1 463	1 698	1 772	1 821
31	1 318	1 355	1 414	1 642	1 908	1 991	2 047
32	1 467	1 508	1 574	1 830	2 129	2 222	2 284
33	1 620	1 667	1 740	2 026	2 360	2 464	2 534
34	1 778	1 829	1 911	2 229	2 600	2 717	2 795
35	1 938	1 995	2 085	2 438	2 851	2 980	3 067
36	2 100	2 162	2 262	2 653	3 111	3 255	3 352
37	2 259	2 327	2 437	2 869	3 376	3 536	3 644
38	2 408	2 483	2 604	3 077	3 637	3 814	3 933
39	2 539	2 621	2 752	3 269	3 884	4 078	4 210
40	2 643	2 731	2 873	3 434	4 105	4 318	4 462

表 1-25 至 1-30 引自：Buck Louis GM, Grewal J, Albert PS, *et al*. Racial/ethnic standards for fetal growth: the NICHD Fetal Growth Studies. Am J Obstet Gynecol, 2015, 213(4):449. e1-449. e41.

2. 基于中国人群的胎儿半定制生长标准见表 1-31。

表 1-31　中国人群不同孕周的胎儿估测体重参考标准（g）

孕周（w）	P_3	P_5	P_{10}	P_{50}	P_{90}	P_{95}	P_{97}
24	505	526	558	673	788	821	842
25	589	614	652	786	920	958	983
26	683	712	756	911	1 067	1 111	1 139
27	787	820	870	1 049	1 228	1 279	1 312
28	899	937	995	1 199	1 404	1 462	1 500
29	1 021	1 063	1 129	1 361	1 593	1 659	1 702
30	1 150	1 198	1 273	1 534	1 796	1 870	1 918
31	1 287	1 341	1 424	1 717	2 010	2 093	2 147
32	1 430	1 490	1 583	1 908	2 233	2 326	2 385
33	1 578	1 644	1 746	2 105	2 464	2 566	2 632
34	1 729	1 802	1 913	2 306	2 700	2 811	2 884
35	1 881	1 960	2 081	2 509	2 937	3 058	3 137
36	2 032	2 117	2 248	2 710	3 172	3 303	3 388
37	2 179	2 271	2 411	2 907	3 402	3 543	3 634
38	2 321	2 418	2 568	3 096	3 624	3 773	3 870
39	2 454	2 557	2 715	3 274	3 832	3 990	4 093
40	2 577	2 685	2 851	3 437	4 023	4 190	4 297
41	2 687	2 799	2 973	3 584	4 195	4 368	4 481

Mikolajczyk RT, Zhang J, Betran AP, *et al*. A global reference for fetal-weight and birthweight percentiles[J]. Lancet, 2011, 377(9780):1855-1861.

3. 中国南方人群胎儿估测体重标准见表 1-32。

表 1-32　中国南方人群胎儿估测体重百分位数表（g）

孕周 (w)	P$_5$	P$_{10}$	P$_{50}$	P$_{90}$	P$_{95}$
20	277	286	321	366	381
21	333	343	386	458	458
22	396	409	461	525	546
23	468	484	546	622	646
24	550	568	642	731	759
25	641	663	750	853	886
26	742	768	869	988	1025
27	853	884	1001	1136	1178
28	974	1009	1143	1296	1343
29	1105	1145	1297	1468	1520
30	1244	1289	1460	1650	1708
31	1390	1441	1632	1842	1905
32	1543	1600	1811	2041	2109
33	1701	1764	1995	2244	2318
34	1862	1930	2182	2450	2529
35	2023	2097	2370	2655	2738
36	2183	2263	2554	2856	2944
37	2339	2424	2733	3050	3142
38	2488	2579	2903	3234	3328
39	2628	2723	3061	3403	3500

Cheng YKY, Lu J, Leung TY, *et al*. Prospective asesment of INTERGROWTH-21st and World Health Organization estimated fetal weight reference curves. Ultrasound Obstet Gynecol, 2018, 51(6):792-798.

4. INTERGROWT-21st 胎儿生长参考标准（表 1-33 至 1-43）

表 1-33　INTERGROWT-21st 不同孕周胎儿头围百分位数

孕周 （w）	P_3	P_5	P_{10}	P_{50}	P_{90}	P_{95}	P_{97}
14	87.4	88.7	90.7	97.9	105.0	107.1	108.4
15	99.2	100.6	102.8	110.4	118.0	120.1	121.5
16	111.1	112.6	114.9	122.9	130.9	133.2	134.7
17	123.0	124.6	127.0	135.4	143.9	146.3	147.8
18	134.9	136.6	139.1	147.9	156.7	159.2	160.9
19	146.8	148.5	151.1	160.3	169.5	172.1	173.8
20	158.5	160.2	163.0	172.5	182.0	184.7	186.5
21	170.1	171.9	174.7	184.5	194.3	197.1	199.0
22	181.4	183.3	186.2	196.3	206.4	209.3	211.2
23	192.6	194.5	197.5	207.8	218.2	221.2	223.1
24	203.5	205.4	208.5	219.1	229.7	232.7	234.7
25	214.1	216.0	219.2	230.0	240.8	243.9	245.9
26	224.3	226.3	229.5	240.5	251.6	254.7	256.7
27	234.1	236.2	239.4	250.7	261.9	265.1	267.2
28	243.6	245.7	248.9	260.4	271.8	275.1	277.2
29	252.5	254.7	258.0	269.6	281.3	284.6	286.7
30	261.0	263.2	266.5	278.4	290.2	293.6	295.8
31	268.9	271.1	274.6	286.6	298.7	302.1	304.4
32	276.3	278.5	282.1	294.4	306.7	310.2	312.5
33	283.0	285.3	288.9	301.5	314.1	317.7	320.0
34	289.1	291.5	295.2	308.1	321.0	324.7	327.1
35	294.5	296.9	300.8	314.1	327.4	331.2	333.6
36	299.2	301.7	305.6	319.4	333.2	337.1	339.6
37	303.1	305.7	309.8	324.1	338.4	342.5	345.1
38	306.1	308.9	313.1	328.1	343.0	347.3	350.0
39	308.3	311.2	315.7	331.4	347.1	351.5	354.4
40	309.6	312.7	317.4	333.9	350.5	355.2	358.3

表1-34　INTERGROWT-21st 不同孕周胎儿头围标准差

孕周 （w）	标准差						
	-3	-2	-1	0	1	2	3
14	81.1	86.7	92.3	97.9	103.5	109.0	114.6
15	92.6	98.5	104.4	110.4	116.3	122.2	128.2
16	104.1	110.4	116.6	122.9	129.2	135.5	141.7
17	115.7	122.3	128.8	135.4	142.0	148.6	155.2
18	127.2	134.1	141.0	147.9	154.8	161.7	168.6
19	138.7	145.9	153.1	160.3	167.4	174.6	181.8
20	150.2	157.6	165.0	172.5	179.9	187.4	194.8
21	161.5	169.1	176.8	184.5	192.2	199.9	207.6
22	172.6	180.5	188.4	196.3	204.2	212.1	220.0
23	183.5	191.6	199.7	207.8	215.9	224.1	232.2
24	194.2	202.5	210.8	219.1	227.4	235.7	244.0
25	204.6	213.0	221.5	230.0	238.4	246.9	255.4
26	214.6	223.2	231.9	240.5	249.1	257.8	266.4
27	224.3	233.1	241.9	250.6	259.4	268.2	277.0
28	233.5	242.5	251.4	260.4	269.3	278.2	287.2
29	242.3	251.4	260.5	269.6	278.7	287.8	296.9
30	250.6	259.9	269.1	278.4	287.6	296.9	306.1
31	258.4	267.8	277.2	286.6	296.1	306.5	314.9
32	265.5	275.1	284.7	294.4	304.0	313.6	323.2
33	272.0	281.8	291.7	301.5	311.4	321.2	331.1
34	277.8	287.9	298.0	303.1	318.2	328.3	338.4
35	282.8	293.3	308.7	314.1	324.5	334.9	345.3
36	287.1	297.9	308.6	319.4	330.2	340.9	351.7
37	290.5	301.7	312.9	324.1	335.3	345.4	357.6
38	293.0	304.7	316.4	328.1	339.7	351.4	363.1
39	294.6	306.9	319.1	331.4	343.6	355.9	368.1
40	296.2	308.1	321.0	333.9	346.9	359.8	372.7

表 1-35 INTERGROWT-21st 不同孕周胎儿双顶径百分位数

孕周(w)	P_3	P_5	P_{10}	P_{50}	P_{90}	P_{95}	P_{97}
14	26.3	26.7	27.4	29.6	31.8	32.5	32.9
15	29.1	29.6	30.2	32.6	34.9	35.6	36.0
16	32.0	32.5	33.2	35.7	38.1	38.8	39.3
17	35.0	35.5	36.2	38.8	41.4	42.1	42.6
18	38.0	38.5	39.3	42.0	44.7	45.4	45.9
19	41.1	41.6	42.4	45.2	48.0	48.8	49.3
20	44.1	44.7	45.5	48.4	51.4	52.2	52.8
21	47.2	47.8	48.6	51.7	54.8	55.6	56.2
22	50.3	50.9	51.8	55.0	58.1	59.0	59.6
23	53.4	54.0	54.9	58.2	61.5	62.4	63.0
24	56.4	57.0	58.0	61.4	64.8	65.7	66.4
25	59.4	60.0	61.0	64.5	68.0	69.0	69.7
26	62.3	63.0	64.0	67.6	71.2	72.2	72.9
27	65.2	65.9	66.9	70.6	74.3	75.3	76.0
28	67.9	68.6	69.7	73.5	77.3	78.3	79.0
29	70.6	71.3	72.4	76.3	80.1	81.2	81.9
30	73.1	73.9	75.0	78.9	82.8	84.0	84.7
31	75.5	76.3	77.4	81.4	85.4	86.6	87.3
32	77.8	78.5	79.7	83.8	87.8	89.0	89.8
33	79.8	80.6	81.8	85.9	90.1	91.3	92.0
34	81.7	82.4	83.7	87.9	92.2	93.4	94.1
35	83.3	84.1	85.3	89.7	94.0	95.2	96.0
36	84.7	85.5	86.8	91.2	95.7	96.9	97.7
37	85.9	86.7	88.0	92.5	97.1	98.4	99.2
38	86.7	87.6	88.9	93.6	98.3	99.6	100.5
39	87.3	88.2	89.6	94.4	99.2	100.6	101.5
40	87.5	88.4	89.9	94.9	99.9	101.3	102.3

表 1-36 INTERGROWT-21st 不同孕周胎儿双顶径标准差

孕周 (w)	标准差						
	-3	-2	-1	0	1	2	3
14	24.4	26.1	27.9	29.6	31.4	33.1	34.8
15	27.1	28.9	30.8	32.6	34.4	36.3	38.1
16	29.9	31.8	33.7	35.6	37.6	39.5	41.4
17	32.7	34.7	36.8	38.8	40.8	42.8	44.8
18	35.6	37.7	39.9	42.0	44.1	46.2	48.3
19	38.6	40.8	43.0	45.2	47.4	49.6	51.8
20	41.5	43.8	46.1	48.4	50.7	53.0	55.3
21	44.5	46.9	49.3	51.7	54.1	56.5	58.9
22	47.5	50.0	52.5	55.0	57.4	59.9	62.4
23	50.5	53.1	55.6	58.2	60.8	63.3	65.9
24	53.4	56.1	58.7	61.4	64.0	66.7	69.3
25	56.3	59.1	61.8	64.5	67.3	70.0	72.7
26	59.2	62.0	64.8	67.6	70.4	73.2	76.0
27	62.0	64.8	67.7	70.6	73.5	76.3	79.2
28	64.6	67.6	70.5	73.5	76.4	79.4	82.3
29	67.2	70.2	73.2	76.3	79.3	82.3	85.3
30	69.7	72.8	75.8	78.9	82.0	85.1	88.1
31	72.0	75.1	78.3	81.4	84.5	87.7	90.8
32	74.2	77.4	80.6	83.8	86.9	90.1	93.3
33	76.2	79.4	82.7	85.9	89.2	92.4	95.7
34	77.9	81.3	84.6	87.9	91.2	94.5	97.9
35	79.5	82.9	86.3	89.7	93.1	96.4	99.8
36	80.8	84.3	87.8	91.2	94.7	98.1	101.6
37	81.9	85.4	89.0	92.5	96.1	99.6	103.2
38	82.6	86.3	89.9	93.6	97.2	100.9	104.6
39	83.1	86.8	90.6	94.4	98.2	101.9	105.7
40	83.1	87.1	91.0	94.9	98.8	102.7	106.7

表 1-37　INTERGROWT-21st 不同孕周胎儿枕额径百分位数

孕周 （w）	P_3	P_5	P_{10}	P_{50}	P_{90}	P_{95}	P_{97}
14	30.1	30.6	31.3	33.8	36.2	36.9	37.4
15	34.4	34.9	35.6	38.3	41.0	41.7	42.2
16	38.6	39.2	40.0	42.8	45.7	46.5	47.0
17	42.9	43.5	44.3	47.4	50.4	51.3	51.8
18	47.1	47.7	48.6	51.9	55.1	56.0	56.6
19	51.3	51.9	52.9	56.3	59.7	60.7	61.3
20	55.5	56.1	57.1	60.7	64.2	65.3	65.9
21	59.6	60.2	61.3	65.0	68.7	69.8	70.5
22	63.5	64.2	65.4	69.2	73.1	74.2	74.9
23	67.4	68.2	69.3	73.3	77.3	78.5	79.2
24	71.2	72.0	73.2	77.3	81.5	82.6	83.4
25	74.9	75.7	76.9	81.2	85.4	86.7	87.4
26	78.4	79.2	80.5	84.9	89.3	90.5	91.4
27	81.7	82.6	83.9	88.4	93.0	94.3	95.1
28	84.9	85.8	87.1	91.8	96.5	97.8	98.7
29	87.9	88.8	90.2	95.0	99.8	101.2	102.1
30	90.7	91.6	93.1	98.0	103.0	104.4	105.3
31	93.3	94.3	95.7	100.9	106.0	107.4	108.4
32	95.7	96.6	98.2	103.5	108.8	110.3	111.3
33	97.8	98.8	100.4	105.9	111.4	112.9	113.9
34	99.6	100.7	102.3	108.0	113.7	115.4	116.4
35	101.2	102.3	104.0	110.0	115.9	117.6	118.7
36	102.5	103.6	105.4	111.6	117.9	119.7	120.8
37	103.4	104.6	106.5	113.1	119.7	121.7	122.7
38	104.0	105.3	107.3	114.2	121.2	123.2	124.5
39	104.3	105.6	107.7	115.1	122.6	124.7	126.0
40	104.1	105.6	107.8	115.8	123.7	126.0	127.4

表 1-38 INTERGROWT-21st 不同孕周胎儿枕额径标准差

孕周 (w)	标准差						
	-3	-2	-1	0	1	2	3
14	28.0	29.9	31.8	33.8	35.7	37.6	39.6
15	32.0	34.1	36.2	38.3	40.4	42.5	44.5
16	36.1	38.4	40.6	42.8	45.1	47.3	49.5
17	40.2	42.6	45.0	47.4	49.7	52.1	54.5
18	44.3	46.8	49.3	51.9	54.4	56.9	59.4
19	48.4	51.0	53.7	56.3	59.0	61.6	64.3
20	52.4	55.1	57.9	60.7	63.5	66.2	69.0
21	56.3	59.2	62.1	65.0	67.9	70.8	73.7
22	60.2	63.2	66.2	69.2	72.2	75.2	78.3
23	63.9	67.1	70.2	73.3	76.4	79.6	82.7
24	67.6	70.8	74.1	77.3	80.5	83.8	87.0
25	71.1	74.5	77.8	81.2	84.5	87.8	91.2
26	74.5	78.0	81.4	84.9	88.3	91.8	95.2
27	77.8	81.3	84.9	88.4	92.0	95.5	99.1
28	80.8	84.5	88.1	91.8	95.5	99.1	102.8
29	83.7	87.5	91.2	95.0	98.8	102.5	106.3
30	86.4	90.3	94.1	98.0	101.9	105.8	109.7
31	88.8	92.8	96.8	100.8	104.9	108.9	112.9
32	91.0	95.2	99.3	103.5	107.6	111.7	115.9
33	93.0	97.3	101.6	105.9	110.1	114.4	118.7
34	94.6	99.1	103.6	108.0	112.5	117.0	121.4
35	96.0	100.6	105.3	109.9	114.6	119.3	123.9
36	97.0	101.9	106.8	111.6	116.5	121.4	126.3
37	97.6	102.8	107.9	113.1	118.2	123.3	128.5
38	97.9	103.4	108.8	114.2	119.7	125.1	130.6
39	97.8	103.6	109.4	115.1	120.9	126.7	132.5
40	97.2	103.4	109.6	115.8	122.0	128.2	134.4

表 1-39　INTERGROWT-21st 不同孕周胎儿腹围百分位数

孕周 （w）	P_3	P_5	P_{10}	P_{50}	P_{90}	P_{95}	P_{97}
14	72.9	73.8	75.3	80.6	85.9	87.4	88.4
15	82.9	84.1	85.8	91.9	98.1	99.8	100.9
16	93.0	94.3	96.3	103.2	110.1	112.1	113.4
17	103.1	104.5	106.7	114.4	122.1	124.3	125.7
18	113.2	114.8	117.2	125.6	134.0	136.4	138.0
19	123.3	125.0	127.6	136.7	145.8	148.4	150.1
20	133.4	135.2	138.0	147.7	157.5	160.3	162.1
21	143.4	145.3	148.3	158.7	169.1	172.0	174.0
22	153.5	155.5	158.6	169.6	180.6	183.7	185.7
23	163.4	165.6	168.9	180.4	192.0	195.3	197.4
24	173.3	175.6	179.0	191.2	203.3	206.8	209.0
25	183.2	185.5	189.1	201.8	214.5	218.1	220.5
26	192.9	195.4	199.1	212.4	225.7	229.5	231.9
27	202.6	205.1	209.1	222.9	236.8	240.7	243.2
28	212.1	214.7	218.8	233.3	247.8	251.9	254.5
29	221.4	224.2	228.5	243.6	258.7	263.0	265.8
30	230.6	233.5	238.0	253.8	269.6	274.1	277.0
31	239.6	242.6	247.4	263.9	280.5	285.2	288.3
32	248.4	251.6	256.5	273.9	291.3	296.3	299.5
33	256.9	260.3	265.5	283.8	302.2	307.4	310.7
34	265.2	268.7	274.3	293.6	313.0	318.5	322.0
35	273.2	276.9	282.8	303.3	323.8	329.6	333.4
36	280.8	284.8	291.0	312.8	334.6	340.9	344.9
37	288.1	292.4	299.0	322.3	345.5	352.1	356.4
38	295.1	299.6	306.7	331.6	356.4	363.5	368.1
39	301.6	306.5	314.1	340.8	367.4	375.0	379.9
40	307.7	312.9	321.1	349.8	378.5	386.7	392.0

表 1-40 INTERGROWT-21st 不同孕周胎儿腹围标准差

孕周 (w)	标准差						
	-3	-2	-1	0	1	2	3
14	68.2	72.4	76.5	80.6	84.7	88.9	93.0
15	77.6	82.4	87.2	91.9	96.7	101.5	106.3
16	87.0	92.4	97.8	103.2	108.6	114.0	119.5
17	96.4	102.4	108.4	114.4	120.4	126.5	132.5
18	105.9	112.4	119.0	125.6	132.2	138.8	145.3
19	115.3	122.5	129.6	136.7	143.8	150.9	158.0
20	124.8	132.5	140.1	147.7	155.4	163.0	170.6
21	134.4	142.5	150.6	158.7	166.8	174.9	183.0
22	143.8	152.4	161.0	169.6	178.2	186.8	195.3
23	153.3	162.3	171.4	180.4	189.5	198.5	207.5
24	162.7	172.2	181.7	191.2	200.6	210.1	219.6
25	172.1	182.0	191.9	201.8	211.8	221.7	231.6
26	181.3	191.7	202.0	212.4	222.8	233.1	243.5
27	190.4	201.3	212.1	222.9	233.7	244.5	255.4
28	199.4	210.7	222.0	233.3	244.6	255.9	267.2
29	208.2	220.0	231.8	243.6	255.4	267.2	279.0
30	216.8	229.1	241.5	253.8	266.2	278.5	290.9
31	225.1	238.1	251.0	263.9	276.9	289.8	302.7
32	233.2	246.8	260.3	273.9	287.5	301.1	314.7
33	240.9	255.2	269.5	283.8	298.2	312.5	326.8
34	248.3	263.4	278.5	293.6	308.7	323.9	339.0
35	255.2	271.2	287.3	303.3	319.3	335.3	351.4
36	261.8	278.8	295.8	312.8	329.9	346.9	363.9
37	267.8	286.0	304.1	322.3	340.4	358.6	376.8
38	273.3	292.7	312.2	331.6	351.0	370.4	389.9
39	278.2	299.1	319.9	340.8	361.6	382.4	403.3
40	282.6	305.0	327.4	349.8	372.2	394.6	417.1

表 1-41 INTERGROWT-21st 不同孕周胎儿股骨长百分位数

孕周 (w)	P_3	P_5	P_{10}	P_{50}	P_{90}	P_{95}	P_{97}
14	10.3	10.6	11.2	13.1	15.1	15.6	16.0
15	13.4	13.7	14.3	16.3	18.3	18.9	19.3
16	16.4	16.8	17.4	19.5	21.5	22.1	22.5
17	19.4	19.8	20.4	22.5	24.7	25.3	25.7
18	22.3	22.7	23.4	25.5	27.7	28.3	28.7
19	25.2	25.6	26.2	28.5	30.7	31.3	31.7
20	28.0	28.4	29.0	31.3	33.6	34.2	34.6
21	30.6	31.1	31.7	34.1	36.4	37.0	37.5
22	33.3	33.7	34.4	36.7	39.1	39.8	40.2
23	35.8	36.2	36.9	39.4	41.8	42.5	42.9
24	38.3	38.7	39.4	41.9	44.4	45.1	45.5
25	40.6	41.1	41.8	44.4	46.9	47.6	48.1
26	42.9	43.4	44.1	46.7	49.3	50.1	50.5
27	45.1	45.6	46.4	49.0	51.7	52.5	52.9
28	47.3	47.8	48.6	51.3	54.0	54.8	55.3
29	49.3	49.8	50.6	53.4	56.2	57.0	57.5
30	51.3	51.8	52.6	55.5	58.4	59.2	59.7
31	53.2	53.7	54.6	57.5	60.5	61.3	61.9
32	55.0	55.5	56.4	59.4	62.5	63.4	63.9
33	56.7	57.3	58.2	61.3	64.4	65.3	65.9
34	58.3	58.9	59.8	63.1	66.3	67.2	67.8
35	59.8	60.5	61.4	64.8	68.1	69.1	69.7
36	61.3	61.9	62.9	66.4	69.9	70.9	71.5
37	62.6	63.3	64.3	67.9	71.6	72.6	73.3
38	63.9	64.6	65.6	69.4	73.2	74.3	75.0
39	65.0	65.8	66.9	70.8	74.7	75.9	76.6
40	66.1	66.8	68.0	72.1	76.2	77.4	78.2

表 1-42　INTERGROWT-21st 不同孕周胎儿股骨长标准差

孕周 (w)	标准差						
	-3	-2	-1	0	1	2	3
14	8.6	10.1	11.6	13.1	14.6	16.1	17.7
15	11.6	13.2	14.8	16.3	17.9	19.5	21.0
16	14.6	16.2	17.9	19.5	21.1	22.7	24.3
17	17.6	19.2	20.9	22.5	24.2	25.9	27.5
18	20.4	22.1	23.8	25.5	27.2	28.9	30.6
19	23.2	25.0	26.7	28.5	30.2	31.9	33.7
20	26.0	27.7	29.5	31.3	33.1	34.8	36.6
21	28.6	30.4	32.2	34.1	35.9	37.7	39.5
22	31.2	33.0	34.9	36.7	38.6	40.5	42.3
23	33.7	35.6	37.5	39.4	41.3	43.1	45.0
24	36.1	38.0	40.0	41.9	43.8	45.8	47.7
25	38.4	40.4	42.4	44.4	46.3	48.3	50.3
26	40.7	42.7	44.7	46.7	48.8	50.8	52.8
27	42.8	44.9	47.0	49.1	51.1	53.2	55.3
28	44.9	47.0	49.2	51.3	53.4	55.5	57.7
29	46.9	49.1	51.3	53.4	55.6	57.8	60.0
30	48.8	51.0	53.3	55.5	57.8	60.0	62.2
31	50.6	52.9	55.2	57.5	59.8	62.1	64.4
32	52.3	54.7	57.1	59.5	61.8	64.2	66.6
33	53.9	56.4	58.9	61.3	63.8	66.2	68.7
34	55.5	58.0	60.5	63.1	65.6	68.1	70.7
35	56.9	59.5	62.2	64.8	67.4	70.0	72.7
36	58.2	61.0	63.7	66.4	69.1	71.8	74.6
37	59.5	62.3	65.1	68.0	70.8	73.6	76.4
38	60.6	63.5	66.5	69.4	72.4	75.3	78.3
39	61.6	64.7	67.7	70.8	73.9	77.0	80.0
40	62.5	65.7	68.9	72.1	75.4	78.6	81.8

表 1-33 至 表 1-42 引 自：McCarthy EA, Walker SP. International fetal growth standards: one size fits all. Lancet, 2014, 384(9946):835-836.

表 1-43 INTERGROWTH-21st 胎儿估测体重参考标准

孕周(w)	P_3	P_{10}	P_{50}	P_{90}	P_{97}
22	463	481	525	578	607
23	516	538	592	658	695
24	575	602	669	751	796
25	641	674	756	858	913
26	716	757	856	980	1 048
27	800	849	969	1 119	1 202
28	892	951	1 097	1 276	1 375
29	994	1 065	1 239	1 452	1 569
30	1 106	1 190	1 396	1 647	1 783
31	1 227	1 326	1 568	1 860	2 016
32	1 357	1 743	1 755	2 089	2 266
33	1 495	1 630	1 954	2 332	2 529
34	1 641	1 795	2 162	2 583	2 800
35	1 792	1 967	2 378	2 838	3 071
36	1 948	2 144	2 594	3 089	3 335
37	2 106	2 321	2 806	3 326	3 582
38	2 265	2 495	3 006	3 541	3 799
39	2 422	2 663	3 186	3 722	3 976
40	2 574	2 818	3 338	3 858	4 101

引自：Stirnemann J, Vilar J, Salomon L J, *et al*. International estimated fetal weight standards of the INTERGROWTH-21st Project. Ultrasound Obstet Gynecol, 2017, 49(4):478-486.

5. Hadlock 不同孕周胎儿生长参考标准见表 1-44、表 1-45

表 1-44　Hadlock 不同孕周胎儿生物测量值参考标准

孕周（w）	BPD(cm)	HC(cm)	AC(cm)	FL(cm)
12.0	1.7	6.8	4.6	0.7
12.5	1.9	7.5	5.3	0.9
13.0	2.1	8.2	6.0	1.1
13.5	2.3	8.9	6.7	1.2
14.0	2.5	9.7	7.3	1.4
14.5	2.7	10.4	8.0	1.6
15.0	2.9	11.0	8.6	1.7
15.5	3.1	11.7	9.3	1.9
16.0	3.2	12.4	9.9	2.0
16.5	3.4	13.1	10.6	2.2
17.0	3.6	13.8	11.2	2.4
17.5	3.8	14.4	11.9	2.5
18.0	3.9	15.1	12.5	2.7
18.5	4.1	15.8	13.1	2.8
19.0	4.3	16.4	13.7	3.0
19.5	4.5	17.0	14.4	3.1
20.0	4.6	17.7	15.0	3.3
20.5	4.8	18.3	15.6	3.4
21.0	5.0	18.9	16.2	3.5
21.5	5.1	19.5	16.8	3.7
22.0	5.3	20.1	17.4	3.8
22.5	5.5	20.7	17.9	4.0
23.0	5.6	21.3	18.5	4.1
23.5	5.8	21.9	191	4.2
24.0	5.9	22.4	19.7	4.4
24.5	6.1	23.0	20.2	4.5
25.0	6.2	23.5	20.8	4.6
25.5	6.4	24.1	21.3	4.7
26.0	6.5	24.6	21.9	4.9
26.5	6.7	25.1	22.4	5.0

孕周（w）	BPD(cm)	HC(cm)	AC(cm)	FL(cm)
27.0	6.8	25.6	23.0	5.1
27.5	6.9	26.1	23.5	5.2
28.0	7.1	26.6	24.0	5.4
28.5	7.2	27.1	24.6	5.5
29.0	7.3	27.5	25.1	5.6
29.5	7.5	28.0	25.6	5.7
30.0	7.6	28.4	26.1	5.8
30.5	7.7	28.8	26.6	5.9
31.0	7.8	29.3	27.1	6.0
31.5	7.9	29.7	27.6	6.1
32.0	8.1	30.1	28.1	6.2
32.5	8.2	30.4	28.6	6.3
33.0	8.3	30.8	29.1	6.4
33.5	8.4	31.2	29.5	6.5
34.0	8.5	31.5	30.0	6.6
34.5	8.6	31.8	30.5	6.7
35.0	8.7	32.2	30.9	6.8
35.5	8.8	32.5	31.4	6.9
36.0	8.9	32.8	31.8	7.0
36.5	8.9	33.0	32.3	7.1
37.0	9.0	33.3	32.7	7.2
37.5	9.1	33.5	33.2	7.3
38.0	9.2	33.8	33.6	7.4
38.5	9.2	34.0	34.0	7.4
39.0	9.3	34.2	34.4	7.5
39.5	9.4	34.4	34.8	7.6
40.0	9.4	34.6	35.3	7.7

注：BPD=-3.08 + 0.41(MA) - 0.000061MA3; r2=97.6%; 1SD=3mm.

HC=-11.48 + 1.56(MA) - 0.0002548MA3; r2=98.1%; 1SD=1cm

AC=-13.3 + 1.61(MA) - 0.00998MA3; r2=97.2%; 1SD=1.34cm

FL=-3.91 + 0.427(MA) - 0.0034MA3; r2=97.5%; 1SD=3mm

引自：Hadlock. FP. Estimating fetal age: computer-assisted analysis of multiple fetal growth parameters. Radiology, 1984, 152:497-501.

表 1-45　Hadlock 不同孕周胎儿估测体重百分位数

孕周 （w）	P_3	P_{10}	P_{50}	P_{90}	P_{97}
14	70	77	93	109	116
15	88	97	117	137	146
16	110	121	146	171	183
17	136	150	181	212	226
18	167	185	223	261	279
19	205	227	273	319	341
20	248	275	331	387	414
21	299	331	399	467	499
22	359	398	478	559	598
23	426	471	568	665	710
24	503	556	670	784	838
25	589	652	785	918	981
26	685	758	913	1 068	1 141
27	791	876	1 055	1 234	1 319
28	908	1 004	1 210	1 416	1 513
29	1 034	1 145	1 379	1 613	1 724
30	1 169	1 294	1 559	1 824	1 649
31	1 313	1 453	1 751	2 049	2 189
32	1 465	1 621	1 953	2 285	2 441
33	1 622	1 794	2 162	2 530	2 703
34	1 783	1 973	2 377	2 781	2 971
35	1 946	2 154	2 595	3 036	3 244
36	2 110	2 335	2 813	3 291	3 516
37	2 271	2 513	3 028	3 543	3 785
38	2 427	2 686	3 236	3 786	4 045
39	2 576	2 851	3 435	4 019	4 294
40	2 714	3 004	3 619	4 234	4 524

引自：Hadlock FP, Harrist RB, J Martinez-PoyerIn Utero. Analysis of fetal growth: a sonographic weight standard. Radiology, 1991 Oct, 181(1):129-133.

表 1-46　Hadlock 不同孕周基于胎儿腹围及股骨长度估测胎儿体重参考标准

股骨长 (cm)	胎儿腹围（cm）												
	20	20.5	21	21.5	22	22.5	23	23.5	24	24.5	25	25.5	26
4.0	663	691	720	751	783	816	851	887	925	964	1006	1048	1093
4.1	680	709	738	769	802	836	871	907	946	986	1027	1078	1115
4.2	697	726	757	788	821	855	891	928	967	1007	1049	1093	1138
4.3	715	745	776	808	841	875	912	949	988	1029	1071	1116	1162
4.4	734	764	795	827	861	896	933	971	1010	1051	1094	1139	1185
4.5	753	783	815	847	882	917	954	993	1033	1047	1118	1163	1210
4.6	772	803	835	868	903	939	976	1015	1056	1098	1142	1187	1235
4.7	792	823	856	889	924	961	999	1038	1079	1122	1166	1212	1260
4.8	812	844	877	911	947	984	1022	1062	1103	1146	1191	1237	1286
4.9	833	865	899	933	969	1007	1046	1086	1128	1171	1216	1263	1312
5.0	855	887	921	956	993	1031	1070	1111	1153	1197	1243	1290	1339

*：胎儿体重以克 (g) 计。

股骨长 （cm）	胎儿腹围（cm）													
	26.5	27	27.5	28	28.5	29	29.5	30	30.5	31	31.5	32	32.5	33
4.0	1139	1188	1239	1291	1364	1403	1463	1525	1590	1658	1729	1802	1879	1959
4.1	1162	1211	1262	1315	1371	1429	1489	1551	1617	1685	1756	1830	1907	1987
4.2	1186	1235	1287	1340	1396	1454	1515	1578	1644	1712	1783	1858	1935	2016
4.3	1209	1259	1311	1365	1422	1480	1541	1605	1671	1740	1812	1886	1964	2045
4.4	1234	1284	1336	1391	1448	1507	1568	1632	1699	1768	1840	1915	1993	2075
4.5	1259	1309	1362	1417	1474	1534	1596	1660	1727	1797	1869	1944	2023	2105
4.6	1284	1335	1388	1444	1501	1561	1623	1688	1756	1826	1898	1974	2053	2135
4.7	1310	1361	1415	1471	1529	1589	1652	1717	1785	1855	1928	2004	2084	2166
4.8	1336	1388	1442	1498	1557	1618	1681	1746	1814	1885	1959	2035	2115	2197
4.9	1363	1415	1470	1527	1585	1647	1710	1776	1845	1916	1990	2066	2146	2229
5.0	1390	1443	1498	1555	1615	1676	1740	1806	1875	1947	2021	2098	2178	2261

股骨长(cm)	胎儿腹围（cm）													
	33.5	34	34.5	35	35.5	36	36.5	37	37.5	38	38.5	39	39.5	40
4.0	2042	2129	2220	2314	2413	2515	2622	2734	2853	2972	3098	3230	3367	3511
4.1	2071	2158	2249	2344	2442	2545	2652	2764	2883	3002	3128	3260	3397	3540
4.2	2100	2187	2279	2373	2472	2575	2683	2794	2911	3032	3159	3290	3427	3570
4.3	2129	2217	2308	2404	2503	2606	2713	2825	2942	3063	3189	3321	3458	3600
4.4	2159	2247	2339	2434	2533	2637	2744	2856	2973	3094	3220	3352	3488	3630
4.5	2189	2278	2370	2465	2565	2668	2776	2888	3004	3125	3251	3383	3519	3661
4.6	2220	2309	2401	2497	2596	2700	2807	2919	3036	3157	3283	3414	3550	3692
4.7	2251	2340	2432	2528	2628	2732	2840	2952	3068	3189	3315	3446	3582	3723
4.8	2283	2372	2464	2560	2660	2764	2872	2984	3100	3221	3347	3478	3613	3754
4.9	2315	2404	2497	2593	2693	2797	2905	3017	3133	3254	3380	3510	3645	3786
5.0	2347	2437	2530	2626	2726	2830	2938	3050	3166	3287	3412	3542	3677	3818

股骨长 (cm)	胎儿腹围 (cm)												
	20	20.5	21	21.5	22	22.5	23	23.5	24	24.5	25	25.5	26
5.1	877	910	944	980	1016	1055	1095	1136	1179	1223	1269	1317	1367
5.2	899	933	967	1004	1041	1080	1120	1162	1205	1250	1296	1344	1395
5.3	922	956	992	1028	1066	1105	1146	1188	1232	1277	1324	1373	1423
5.4	946	981	1016	1053	1091	1131	1172	1215	1259	1305	1352	1401	1452
5.5	971	1005	1041	1079	1118	1158	1199	1242	1287	1333	1381	1431	1482
5.6	995	1031	1067	1105	1144	1185	1227	1271	1316	1362	1411	1461	1513
5.7	1021	1057	1094	1132	1172	1213	1255	1299	1345	1392	1441	1491	1544
5.8	1047	1084	1121	1160	1200	1242	1285	1329	1375	1422	1472	1523	1575
5.9	1074	1111	1149	1188	1229	1271	1314	1359	1406	1454	1503	1555	1608
6.0	1102	1139	1178	1217	1258	1301	1345	1390	1437	1485	1535	1587	1641
6.1	1130	1168	1207	1247	1289	1331	1376	1421	1469	1518	1568	1620	1674

股骨长 (cm)	胎儿腹围（cm）													
	26.5	27	27.5	28	28.5	29	29.5	30	30.5	31	31.5	32	32.5	33
5.1	1418	1471	1527	1584	1644	1706	1770	1837	1906	1978	2053	2130	2210	2294
5.2	1447	1500	1556	1614	1674	1737	1801	1868	1938	2010	2085	2163	2243	2327
5.3	1476	1530	1586	1645	1705	1768	1833	1900	1970	2043	2118	2196	2277	2360
5.4	1505	1560	1617	1675	1736	1799	1865	1933	2003	2076	2151	2229	2311	2395
5.5	1535	1591	1648	1707	1768	1832	1897	1966	2036	2109	2185	2264	2345	2429
5.6	1566	1622	1679	1739	1801	1864	1931	1999	2070	2143	2220	2298	2380	2464
5.7	1598	1654	1712	1772	1834	1898	1964	2033	2104	2178	2254	2333	2415	2500
5.8	1630	1686	1744	1805	1867	1932	1999	2068	2139	2213	2290	2369	2451	2536
5.9	1663	1719	1778	1839	1902	1966	2034	2103	2175	2249	2326	2405	2488	2573
6.0	1696	1753	1812	1873	1936	2002	2069	2139	2211	2286	2363	2442	2525	2610
6.1	1730	1788	1847	1908	1972	2038	2105	2175	2248	2323	2400	2480	2562	2647

股骨长（cm）	胎儿腹围（cm）													
	33.5	34	34.5	35	35.5	36	36.5	37	37.5	38	38.5	39	39.5	40
5.1	2380	2470	2563	2659	2760	2864	2972	3084	3200	3320	3445	3575	3710	3850
5.2	2413	2503	2597	2693	2794	2898	3006	3117	3234	3354	3479	3608	3743	3882
5.3	2447	2537	2631	2728	2828	2932	3040	3152	3268	3388	3513	3642	3776	3915
5.4	2482	2572	2665	2762	2863	2967	3075	3186	3302	3422	3547	3676	3809	3948
5.5	2516	2607	2700	2797	2898	3002	3110	3221	3337	3457	3581	3710	3843	3981
5.6	2552	2642	2736	2833	2933	3038	3145	3257	3372	3492	3616	3744	3877	4015
5.7	2587	2678	2772	2869	2970	3074	3181	3293	3408	3527	3651	3779	3911	4048
5.8	2624	2714	2808	2905	3006	3110	3218	3329	3444	3563	3686	3814	3946	4082
5.9	2660	2751	2845	2942	3043	3147	3254	3366	3480	3599	3722	3849	3981	4117
6.0	2698	2789	2883	2980	3080	3184	3292	3403	3517	3636	3758	3885	4016	4151
6.1	2736	2827	2921	3018	3118	3222	3329	3440	3554	3673	3795	3921	4052	4186

（续表）

股骨长 （cm）	胎儿腹围（cm）												
	20	20.5	21	21.5	22	22.5	23	23.5	24	24.5	25	25.5	26
6.2	1160	1198	1237	1278	1319	1363	1408	1454	1501	1551	1602	1654	1709
6.3	1189	1228	1268	1309	1351	1359	1440	1487	1535	1585	1636	1689	1744
6.4	1220	1259	1299	1341	1384	1428	1473	1520	1569	1619	1671	1724	1779
6.5	1251	1291	1332	1373	1417	1461	1507	1555	1604	1655	1707	1760	1816
6.6	1284	1324	1365	1407	1451	1496	1542	1590	1640	1691	1743	1797	1853
6.7	1317	1357	1399	1441	1486	1531	1578	1626	1676	1728	1780	1835	1891
6.8	1351	1391	1433	1477	1521	1567	1615	1663	1713	1765	1819	1873	1930
6.9	1385	1427	1469	1513	1558	1604	1652	1701	1752	1804	1857	1913	1970
7.0	1421	1463	1506	1550	1595	1642	1690	1740	1791	1843	1897	1953	2010
7.1	1458	1500	1543	1588	1633	1681	1729	1779	1830	1883	1938	1994	2051
7.2	1495	1538	1581	1626	1673	1720	1769	1819	1871	1924	1979	2035	2093

股骨长 (cm)	胎儿腹围 (cm)													
	26.5	27	27.5	28	28.5	29	29.5	30	30.5	31	31.5	32	32.5	33
6.2	1765	1823	1882	1944	2008	2074	2142	2212	2285	2360	2438	2518	2600	2686
6.3	1800	1858	1919	1981	2045	2111	2180	2250	2323	2398	2476	2556	2639	3725
6.4	1836	1895	1956	2018	2082	2149	2218	2289	2362	2437	2515	2595	2678	2764
6.5	1873	1932	1993	2056	2121	2188	2256	2328	2401	2477	2555	2635	2718	2804
6.6	1911	1970	2031	2094	2160	2227	2296	2367	2441	2517	2595	2675	2759	2844
6.7	1949	2009	2070	2134	2199	2267	2336	2408	2481	2557	2636	2716	2800	2885
6.8	1988	2048	2110	2174	2240	2307	2377	2449	2523	2599	2677	2758	2841	2927
6.9	2028	2089	2151	2215	2281	2348	2418	2490	2564	2641	2719	2800	2884	2969
7.0	2069	2130	2192	2256	2322	2391	2461	2533	2607	2683	2762	2843	2927	3012
7.1	2110	2171	2234	2299	2365	2433	2504	2576	2650	2727	2806	2887	2970	3056
7.2	2153	2214	2277	2342	2408	2477	2547	2620	2694	2771	2850	2931	3014	3100

股骨长(cm)	胎儿腹围（cm）													
	33.5	34	34.5	35	35.5	36	36.5	37	37.5	38	38.5	39	39.5	40
6.2	2774	2865	2959	3056	3157	3260	3367	3478	3592	3710	3832	3957	4087	4222
6.3	2813	2904	2998	3095	3195	3299	3406	3516	3630	3747	3869	3994	4124	4257
6.4	2852	2943	3037	3134	3235	3338	3445	3555	3698	3785	3906	4031	4160	4293
6.5	2892	2983	3077	3174	3274	3378	3484	3594	3707	3824	3944	4069	4197	4329
6.6	2933	3024	3118	3215	3315	3418	3524	3633	3746	3863	3983	4106	4234	4366
6.7	2974	3065	3159	3256	3355	3458	3564	3673	3786	3902	4021	4144	4271	4402
6.8	3016	3107	3200	3297	3397	3499	3605	3714	3826	3941	4060	4183	4309	4439
6.9	3058	3149	3242	3339	3438	3541	3646	3754	3866	3981	4100	4222	4347	4477
7.0	3101	3192	3285	3381	3481	3583	3688	3796	3907	4022	4140	4261	4386	4514
7.1	3144	3235	3328	3424	3523	3625	3730	3838	3948	4062	4180	4300	4425	4552
7.2	3188	3279	3372	3468	3567	3668	3772	3880	3990	4104	4220	4340	4464	4591

股骨长 （cm）	胎儿腹围（cm）												
	20	20.5	21	21.5	22	22.5	23	23.5	24	24.5	25	25.5	26
7.3	1534	1577	1621	1666	1713	1761	1810	1861	1913	1966	2021	2078	2136
7.4	1573	1616	1661	1707	1754	1802	1852	1903	1955	2009	2065	2122	2180
7.5	1614	1657	1702	1749	1796	1845	1895	1946	1999	2053	2109	2166	2225
7.6	1655	1699	1745	1791	1839	1888	1939	1990	2043	2098	2154	2211	2270
7.7	1698	1742	1788	1835	1883	1933	1983	2035	2089	2144	2200	2258	2317
7.8	1741	1786	1833	1880	1928	1978	2029	2082	2335	2191	2247	2305	2365
7.9	1786	1832	1878	1926	1975	2025	2076	2129	2183	2238	2295	2353	2413
8.0	1832	1878	1925	1973	2022	2073	2124	2177	2232	2287	2344	2403	2463
8.1	1879	1926	1973	2021	2071	2121	2173	2227	2281	2337	2394	2453	2513
8.2	1928	1974	2022	2070	2120	2171	2224	2277	2332	2388	2446	2504	2565
8.3	1978	2024	2072	2121	2171	2223	2275	2329	2384	2440	2498	2557	2617

（续表）

股骨长（cm）	胎儿腹围（cm）													
	26.5	27	27.5	28	28.5	29	29.5	30	30.5	31	31.5	32	32.5	33
7.3	2196	2258	2321	2386	2453	2521	2592	2665	2739	2816	2895	2976	3059	3145
7.4	2240	2302	2365	2431	2498	2566	2637	2710	2785	2861	2940	3021	3105	3190
7.5	2285	2347	2411	2476	2543	2612	2683	2756	2831	2908	2987	3068	3151	3236
7.6	2331	2393	2457	2523	2590	2659	2730	2803	2878	2955	3034	3115	3198	3283
7.7	2378	2440	2504	2570	2638	2707	2778	2851	2926	3003	3081	3162	3245	3331
7.8	2426	2488	2553	2618	2686	2755	2827	2899	2974	3051	3130	3211	3294	3379
7.9	2474	2537	2602	2668	2735	2805	2867	2949	3024	3100	3179	3260	3343	3427
8.0	2524	2587	2652	2718	2785	2855	2926	2999	3074	3151	3229	3310	3392	3477
8.1	2575	2638	2702	2769	2837	2906	2977	3050	3125	3202	3280	3360	3443	3527
8.2	2626	2690	2754	2821	2889	2958	3029	3102	3177	3253	3332	3412	3494	3578
8.3	2679	2743	2807	2874	2942	3011	3082	3155	3230	3306	3384	3464	3546	3630

股骨长 （cm）	胎儿腹围（cm）													
---	33.5	34	34.5	35	35.5	36	36.5	37	37.5	38	38.5	39	39.5	40
7.3	3233	3323	3416	3512	3610	3712	3816	3922	4032	4145	4261	4381	4503	4629
7.4	3278	3369	3461	3557	3655	3756	3859	3966	4075	4187	4303	4421	4543	4668
7.5	3324	3414	3507	3602	3700	3800	3903	4009	4118	4230	4344	4462	4583	4708
7.6	3371	3461	3553	3648	3745	3845	3948	4053	4161	4272	4387	4504	4624	4747
7.7	3418	3508	3600	3694	3791	3891	3993	4098	4205	4316	4429	4545	4665	4787
7.8	3466	3555	3647	3741	3838	3937	4039	4143	4250	4360	4472	4588	4706	4827
7.9	3514	3604	3695	3789	3885	3984	4085	4188	4295	4404	4515	4630	4748	4868
8.0	3564	3653	3744	3837	3933	4031	4131	4234	4340	4448	4559	4673	4790	4909
8.1	3614	3702	3793	3886	3981	4079	4179	4281	4386	4493	4604	4716	4832	4950
8.2	3664	3752	3843	3935	4030	4127	4226	4328	4432	4539	4648	4760	4875	4992
8.3	3716	3803	3893	3985	4080	4176	4275	4376	4479	4585	4693	4804	4918	5034

引自：Hadlock FP, Harrist RB，Carpenter RJ, et al. Sonographic estimation of fetal weight. The value of femur length in addition to head and abdomen measurements[J].Radiology, 1984, 150 (2) :535-540.

（景柏华）

第二章
异常早期妊娠

一、流产（abortion）

1. 先兆流产　子宫增大，孕囊下移呈水滴状，可见胎心。孕囊周围可探及液性区（积血），宫颈内口未开。

2. 滞留流产　子宫小于孕周，在孕囊周围可探及杂乱回声（积血），无胎芽，或有胎芽但无胎心搏动。

3. 难免流产　宫口已开，孕囊进入宫颈管内，胎心搏动消失（图2-1）。

4. 不全流产　子宫小于孕周，无孕囊，但宫内可探及残留物，并于残留物内探及滋养血流（图2-2）。

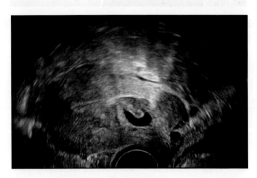

图 2-1　胎囊部分下降至宫颈管内，宫颈内口开大

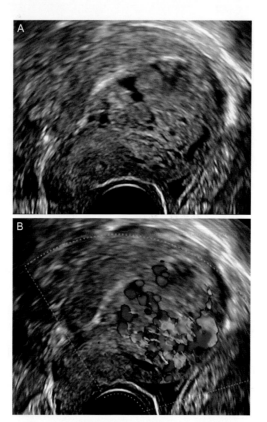

图 2-2　不全流产后宫内残留物。A. 自然流产后宫腔内不均质回声团；B. 彩色多普勒显示丰富滋养血流自子宫后壁穿入

二、胎停育（embryo arrest）

诊断标准：

1. 头臀长 ≥ 7 mm 且无胎心搏动（图 2-3）。

2. 孕囊平均直径 ≥ 25 mm 且无胚胎。

3. 检查出无卵黄囊的孕囊 2 周后仍不见胎心。

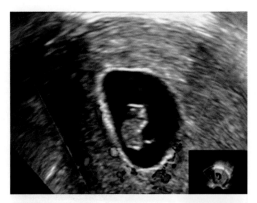

图 2-3 胎停育，胎芽无胎心搏动及血流信号

4. 检查出有卵黄囊的孕囊 11 天后仍不见胎心。

三、异位妊娠（ectopic pregnancy）

受精卵着床于宫腔以外的部位。95% 为输卵管妊娠，其余发生在卵巢、宫颈及腹腔等。

1. 输卵管妊娠　壶腹部最多见，表现为子宫增大，宫内可见"假孕囊"，并于附件区卵巢旁可探及不均质回声包块。典型者包块内可见孕囊结构（图 2-4）。在盆腔及直肠子宫陷凹可探及液性区。间质部表现为宫角处的不均质回声包块，与宫腔无明显相通，周围可探及较丰富的滋养血流（图 2-5）。

2. 宫颈妊娠　表现为宫颈局部增厚，宫颈纵切面或横切面显示孕囊。此时需与难免流产相鉴别。宫颈妊娠时宫颈内口闭合，并可探及来自宫颈前后唇的滋养血管（图 2-6）。

3. 瘢痕妊娠　即孕囊早期着床部位位于剖宫产瘢痕处，分为三型：

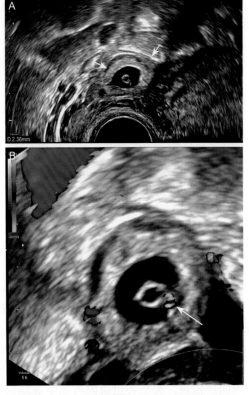

图 2-4　右侧输卵管壶腹部妊娠。A. 右侧附件区宫外孕包块；B. 包块内可见孕囊、卵黄囊结构及胎心搏动（箭头所示）

（1）Ⅰ型，表现为：

① 孕囊部分着床于瘢痕处。

② 孕囊部分或大部分位于宫腔，变形拉长，下端呈锐角。

③ 瘢痕处肌壁厚度 >3 mm。

④ CDFI：于瘢痕处可见滋养血流信号（低阻血

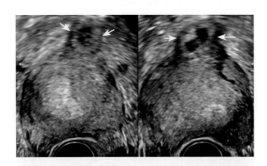

图 2-5　左侧宫角处外凸的孕囊样包块，与宫腔不相通（箭头所示）

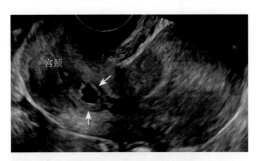

图 2-6　宫颈管内孕囊样回声，宫颈内口闭合（箭头所示）

流，图 2-7）。

（2）Ⅱ型，表现为：

①孕囊部分着床于瘢痕处。

②孕囊部分或大部分位于宫腔，变形拉长，下端呈锐角。

③瘢痕处肌壁厚度≤3 mm。

④CDFI：瘢痕处可见滋养血流信号（低阻血流，图 2-8）。

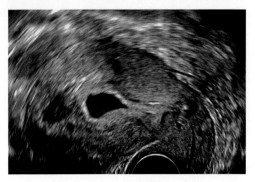

图 2-7　孕囊下缘呈楔形突入瘢痕处

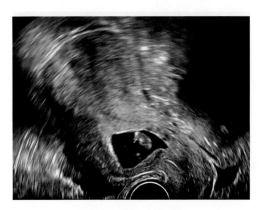

图 2-8　孕囊位于瘢痕处

（3）Ⅲ型，表现为：

① 孕囊完全着床于瘢痕处。

② 肌层向膀胱外凸。

③ 宫腔及宫颈管空虚。

④ 瘢痕处肌壁厚度 <3 mm，明显变薄，甚或消失。

⑤ CDFI：瘢痕处可见滋养血流信号（低阻血流）。

其中Ⅲ型还有一种特殊的超声表现，即包块型（图2-9）。其声像图特点为：

- 位于子宫下段瘢痕处的混合回声（囊实性）包块，向膀胱隆起。
- 包块前方子宫肌层明显变薄、消失。
- CDFI：包块周边见丰富低阻血流信号（少数仅见少许血流或无血流）。

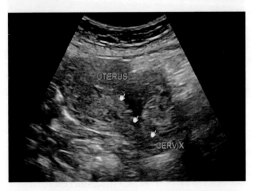

图2-9　瘢痕处包块明显外凸，外缘无子宫肌层覆盖

4. 腹腔妊娠　极少见。宫内无孕囊结构，于腹腔内可探及胎儿结构及胎盘、羊水回声。胎儿结构与母体腹壁较接近。

四、滋养细胞肿瘤（trophoblastic tumor）

1. 良性者包括完全葡萄胎和部分葡萄胎。

（1）完全葡萄胎表现为

① 子宫增大，大于孕周。

② 宫内充满水泡样杂乱回声团块。

③ 宫旁可探及卵巢的黄素囊肿。

④ CDFI 示团块内无血流信号或仅有少量血流（图 2-10 ）。

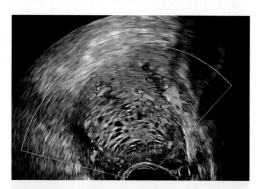

图 2-10　宫腔内水泡样回声团，并可探及少许血流信号

（2）部分葡萄胎表现为

① 子宫增大，大于孕周。

② 宫内可探及孕囊及周围水泡样回声。

③ 宫旁可探及卵巢的黄素囊肿。

④ CDF 示团块内无血流信号或仅有少量血流（图 2-11 ）。

2.恶性者包括恶性葡萄胎和绒毛膜癌。表现为：

（1）子宫增大，形态可不规则。

（2）宫内充满水泡样杂乱回声团。

（3）肌层受累时可见局部肌层增厚，呈蜂窝状回声增强。

（4）CDFI 示病灶内可探及丰富的动、静脉血流信号（图 2-12 ）。

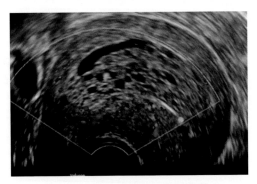

图 2-11　宫内囊区旁水泡样回声团

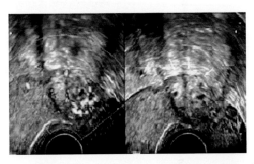

图 2-12　葡萄胎术后，箭头示子宫肌层内不均质回声团，血流
丰富

3．鉴别

（1）胎盘水泡样改变：发生在正常宫内妊娠胎停育或不全流产后。鉴别时需结合人绒毛膜促性腺激素（human chorionic gonadotropin, HCG），水泡较少且不规则，回声较杂乱，无黄素囊肿。

（2）肌瘤囊性变：子宫肌层内不均质低回声团，内部伴不规则的无回声区，与肌壁界限清晰。于团块周边可探及血流信号，结合停经史及 HCG 可作鉴别。

（景柏华）

第三章
神经系统异常

一、头颅

1. 无脑儿（anencephaly） 无脑儿是由于胎儿颅骨缺如，致使脑组织破碎脱落，导致大脑组织缺失而形成。

（1）超声表现：胎儿头部的任何切面均未显示胎头圆形颅骨环（图 3-1）。中孕早期在颅底骨质上方仍可见到形态不规则的脑组织（露脑畸形）。随妊娠进展，脑组织破坏消失，无大脑组织结构，仅仅见一头节。面部扫查示眼眶上方无前额，双眼突出，呈"青蛙"面容（图 3-2）。孕 28 周后常合并羊水过

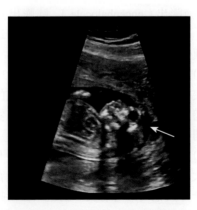

图 3-1 无脑儿横切面及矢状面显示无完整颅骨光环，无脑组织

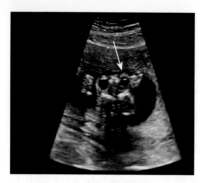

图 3-2　无脑儿双眼呈青蛙状突出

多，胎儿常呈仰伸状态，活动较频繁。

（2）主要鉴别诊断：无脑儿有时易与脑膨出及头颅骨无钙化等疾病混淆，应仔细寻找颅骨结构来鉴别。

（3）临床意义及预后：无脑畸形预后极差，一般于出生后数小时内死亡。因此，该病一经诊断，均应终止妊娠。

2. 脑膨出（encephalocele）　脑膨出是由于颅骨缺损，脑脊膜腔内压力较高，颅内结构通过缺损处疝出颅外。

（1）超声表现：胎儿颅骨光环连续性中断，局部向外突出囊性物，使头部变形。若突出的囊性物为液性暗区，则为脑膜膨出；若囊内可见实性的脑组织，则为脑膜脑膨出（图 3-3）。

（2）临床意义及预后：该疾病的预后与膨出的部位、大小、膨出脑组织多少、染色体是否异常以及有无合并其他畸形等有关。脑组织膨出越多、合并其他畸形越多或染色体异常者，则预后越差。脑

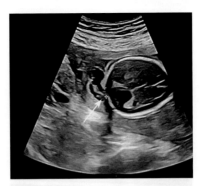

图 3-3　胎儿颅骨光环连续性中断，囊实性内容物膨出

膨出新生儿的死亡率约为 40%，存活者也有 80% 以上伴有智力和神经系统功能障碍。

3. 侧脑室增宽（ventriculomegaly broadening）

胎儿侧脑室增宽并不是一个疾病的名称，只是一个现象的描述。侧脑室宽度 < 10 mm 为正常，10~15 mm 为轻度增宽，≥ 15 mm 为重度增宽。轻度侧脑室增宽本身并不是一种结构畸形，但当发现胎儿侧脑室增宽时，一定要对胎儿颅内及全身进行详细的检查，以明确是否合并其他畸形，同时要除外胎儿染色体异常及病毒感染的可能。重度侧脑室增宽是由于各种原因引起脑脊液在脑室内过多积聚，引起脑室扩张。常见于中脑导水管狭窄、脑出血、胼胝体缺如、宫内感染、颅内占位、全前脑及神经元移行异常等疾病。

（1）超声表现：脑室系统扩张，呈无回声区。侧脑室后角宽度在 10~15 mm 为轻度增宽，宽度 ≥ 15 mm 为重度增宽，同时可伴有第三脑室及第四脑室的增宽（图3-4）。

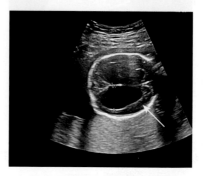

图3-4 胎儿重度侧脑室增宽，侧脑室后角宽度大于15 mm

（2）临床意义及预后：一般来说，胎儿侧脑室增宽的预后取决于是否有合并的疾病，合并哪种疾病，而不是侧脑室宽度本身。单纯的侧脑室增宽对于大脑皮质的压迫程度并不能预示其智力的好坏。如为轻度侧脑室增宽且不合并其他畸形，通常不需要手术治疗。对于重度侧脑室增宽，需采取手术治疗。视情况采用不同的手术方式，可能需多次手术。62% 的患儿可存活至 10 岁以上，50% 存活的儿童发育商（developmental quotient, DQ）低（≤ 60），仅 29% 的患儿学龄期可达到正常的学习水平。

4. 胼 胝 体 缺 如（dysgenesis of the corpus callosum） 胎儿胼胝体于孕 12 周开始发育，18 ~ 20 周发育完全。因此，18 ~ 20 周不能诊断胼胝体缺如。该病可能与胼胝体发育不全或坏死相关，常伴有染色体异常。

（1）超声表现：胼胝体缺如表现为胼胝体的完全缺如，第三脑室不同程度扩张并向头侧移位。侧脑室前角增大，呈前窄后宽的"水滴形"并向外侧移位。透明隔消失。

① 轴切面

- 透明隔消失。
- 双侧侧脑室前角未向中线靠拢，侧脑室枕角扩张，前角尖锐，侧脑室增宽，呈"泪滴状"改变（图 3-5）。

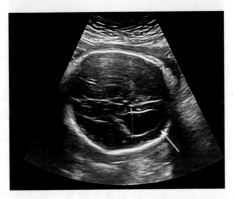

图 3-5　胼胝体缺如。胎儿胎头横切面透明隔消失，侧脑室增宽

- 第三脑室囊性上抬，在高于侧脑室的平面即可探及。
- 脑中线位置可能出现异常结构，如无回声的蛛网膜囊肿和高回声的脂肪瘤。

② 正中矢状面和冠状面

- 无法显示胼胝体和透明隔（图 3-6）。
- 第三脑室囊性上抬。
- 孕晚期脑中线部位发育异常，正常扣带回旁的脑沟位置被放射状的脑沟所替代，直接位

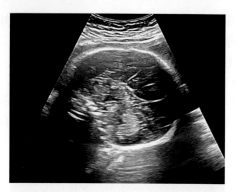

图 3-6　矢状面观察胎头，未见胼胝体

于第三脑室上方，呈"太阳花征"。

• 胼周动脉缺如，大脑前动脉呈放射状上行。

（2）临床意义及预后：胼胝体缺如与百余种遗传综合征相关，故其预后的关键取决于是否合并染色体及其他结构异常。产前应行全面的影像学及遗传学检查。如伴有其他畸形或遗传异常，预后取决于合并的疾病，多预后不良。如为产前诊断的孤立性胼胝体缺如，则预后尚不明确。首先，一部分伴随的畸形如灰质异位等在产前诊断困难。这些伴随畸形可导致神经系统功能障碍。其次，生后依然诊断为孤立性胼胝体缺如的患者多数预后良好，可没有症状或出现轻度神经系统功能障碍。

5. 胎儿颅内出血（intracranial hemorrhage）　胎儿颅内出血指孕 14 周至分娩期间胎儿发生的颅内出血，多由于缺血缺氧及宫内感染等引起。胎儿颅内出血分为脑内出血和脑外出血（硬膜下出血）。脑内出血又可进一步分为脑室内出血和脑实质内出血（包括发生在颅后窝的出血）。最多见的出血部位是脑室及脑室周围。

（1）超声表现：胎儿颅内出血的超声表现最突出的特点是随时间而变化。

① 新鲜出血期（图3-7）：出血后3～8天，出血区呈高回声，偶可呈强回声。后方无声影，累及脑室的较多出血可导致脑室扩张。

② 部分液化期：出血后1～2周，病灶表现为不规则的低回声，周边仍为高回声。此团块与周边脑实质界限清晰。

③ 完全液化期：出血后1个月，整个病灶逐渐回缩变小，呈囊性无回声区，有时出血吸收后可残存机化的纤维状物。超声图像上显示为不规则的条索样强回声。

④ 完全溶解期：出血3个月以后，部分病例随着血凝块消失以及扩张脑室的恢复，脑部结构亦可恢复正常。如果出血在脑实质内，病灶回缩后脑穿通性囊肿则变得明显。要警惕出血后脑实质内白质软化或脑穿通畸形的形成。

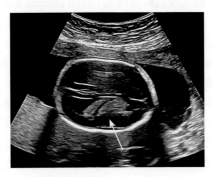

图3-7　侧脑室内新鲜出血，可见脉络丛前方高回声

（2）主要鉴别诊断

①颅内肿瘤：超声也可表现为高回声或不均质回声，但一般会逐渐增大。彩色多普勒显示内部有血流信号，而出血导致的斑块内部没有血流信号。

② Galen 静脉畸形：在二维超声上表现为近中线结构区的无回声结构，单纯从二维超声上很难与其他脑中线结构或中线旁囊肿区分。但彩色多普勒可见其内充满血流信号，并可确定畸形血管的来源。频谱多普勒显示为高速低阻血流。

（3）临床意义及预后：目前对胎儿脑出血的研究较少，对其预后评估没有丰富的经验及成熟的分期体系，多套用新生儿的分期标准，但是这样的预后评估是否准确，仍需要进一步的探讨研究。

（4）新生儿脑出血分期：Ⅰ期：出血局限于室管膜下；Ⅱ期：出血不伴有脑室扩张；Ⅲ期：出血伴有脑室扩张；Ⅳ期：脑实质内出血伴脑室扩张。分期越高，则预后越差。脑出血Ⅰ期及Ⅱ期的新生儿预后良好，Ⅲ期的新生儿多数预后不良，Ⅳ期预后不良者达 90% 以上。

6. 胎儿颅后窝池增宽（fetal cisterna magna）

（1）超声表现：胎儿颅后窝池增宽并非一种疾病诊断，而只是一个现象的描述。颅后窝池增宽可见于 Dandy-Walker 畸形、Blake 囊肿、蛛网膜囊肿、小脑蚓部发育不全及单纯性颅后窝池增宽。进行超声检查时应测量小脑横径。脑蚓部后缘至颅骨板内缘的距离作为颅后窝池宽度。正常胎儿中晚孕期颅后窝池宽度小于 1.0 cm，≥ 1.0 cm 时提示胎儿颅后窝池增宽（图 3-8）。在单纯的颅后窝池增宽中，小脑半球及蚓部正常，第四脑室封闭，无囊性上抬，

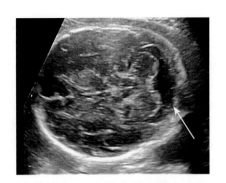

图 3-8　胎头颅后窝池增宽

小脑幕及窦汇位置正常。

（2）鉴别诊断

① Blake 囊肿：除枕池宽度＞10 mm 外，还伴有第四脑室囊性上抬，小脑蚓部结构正常，小脑幕及窦汇正常。

② Dandy-Walker 畸形：除枕池宽度＞10 mm 外，还伴有第四脑室囊性上抬，小脑蚓部缺如或发育不全，伴明显上旋，小脑幕及窦汇上抬。

③ 蛛网膜囊肿：大的蛛网膜囊肿除枕池宽度＞10 mm 外，囊肿周围组织如小脑半球、小脑蚓部、脑干和小脑幕等结构可因受蛛网膜囊肿的压迫而出现变形，有明显的占位效应。但是如位于枕池内的囊肿较小，对周围组织无明显占位效应，则很容易在产前漏诊。

（3）临床意义及预后：一旦发现胎儿颅后窝池增宽，应行胎儿神经学超声检查、胎儿头颅磁共振检查以及详细的胎儿全身扫查，明确有无伴随畸形。如发现伴随畸形，预后取决于所伴随的畸形，并应行产前诊断，以明确有无染色体异常。如未发现伴随畸形，单纯的颅后窝池增宽不需要进行胎儿染色体核型分析，预后良好。

7. Dandy-Walker 畸 形（Dandy-Walker malformation）

（1）超声表现：典型 Dandy-Walker 畸形表现为小脑变小，蚓部完全缺如（图3-9），小脑幕及窦汇上抬，第四脑室囊性上抬，颅后窝池相通并扩张，小脑幕及窦汇上抬（图3-10）。检查时要在丘脑水平切面和小脑横切面仔细观察双侧脑室、第三脑室、透明隔、小脑和颅后窝池，特别是观察小脑时要注意观察下蚓部。除非颅后窝有特别明显的囊性结构，在孕20周前最好不要诊断 Dandy-Walker 畸形。

（2）临床意义及预后：既往研究指出86%的 Dandy-Walker 畸形伴有其他异常，伴有的畸形包括神经系统和非神经系统畸形。一般而言，有小脑下蚓部缺如，没有小脑幕上抬者，预后较好，患儿智力可发育正常。合并其他部位神经系统异常及神经系统以外的异常改变者，预后不良。

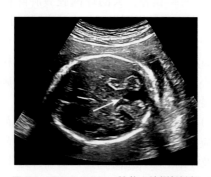

图3-9 Dandy-Walker 胎儿小脑蚓部缺如

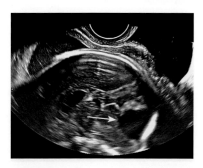

图 3-10　经阴道观察 Dandy-Walker 胎儿的胎头矢状面，示第四脑室囊性上抬和颅后窝扩张

8. 颅缝早闭（craniosynostosis）　胎儿颅缝早闭又称颅缝过早骨化症或狭颅症，是指婴儿出生前后颅缝过早骨化闭合，形成各种头颅畸形，阻碍大脑发育，引起眼球突出、智力障碍、癫痫和颅内压增高等临床症状，是一种严重的先天畸形。

（1）分型

①非综合征型颅缝早闭：为单纯性的颅缝早闭。

②综合征型颅缝早闭：在颅缝早闭的同时伴有面部和四肢畸形。综合征型颅缝早闭的发病率约为1/6250，常见的有 Apert 综合征、Crouzon 综合征、Saethre-Chotzen 综合征、Pfeiffer 综合征、Carpenter综合征和 Muenke 综合征等。

（2）超声表现：典型表现为头颅形态不规则（图4-11），双眼眼距增宽，鼻梁扁平。矢状面扫查可见前额突出，头颅呈塔状，眼球突出。综合征型颅缝早闭常合并其他畸形。本章将对 Apert 综合征和Crouzon 综合征做简要描述。

• Apert 综合征：即尖头并指综合征 I 型。临床

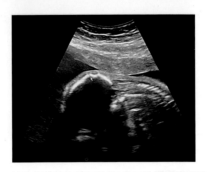

图 3-11 颅缝早闭胎儿头颅形态不规则，枕部颅缝隆起成角

表现为颅骨、面部、手和脚的畸形。由于冠状缝早闭，头颅畸形表现为短头畸形，并合并有并指畸形。Apert 综合征为常染色体显性遗传性疾病，常为散发病例。最常见的突变位点位于第 10 号染色体的 *FGFR2* 基因上。

- Crouzon 综合征：是一种以颅面骨发育不全、多颅缝早闭及成骨不全为特点的先天性畸形。除头颅形态不规则外，常见表现为鹰钩鼻、上颌骨发育不全和下颌相对前突等面骨发育不全。常见于第 10 号染色体的 *FGFR2* 基因和 *FGFR3* 基因突变。

（3）临床意义及预后：不同类型的颅缝早闭临床表现及预后不尽相同。通常颅缝早闭导致的狭颅畸形会引起颅内压增高和脑积水，严重者可影响智力发育，或因颅内压增高等并发症而危及生命。而综合征型颅缝早闭常合并颅外异常，临床表现更为复杂，预后取决于合并哪种遗传综合征。目前对颅缝早闭的临床处理策略仍有争议。大部分学者认为出生后应尽早行颅缝再造手术或颅骨部分切除减压术。手术疗效与畸形严重程度、手术时间早晚有直接关系。减压术后，颅内压增高、视力减弱和精神障碍可得到不同程度的改善。

二、脊柱

1. 脊柱裂（spina bifida） 胎儿脊柱裂是后神经孔闭合失败所致，其主要特征是背侧的两个椎弓未能融合在一起而引起的脊柱畸形，脊髓和（或）脊膜通过未完全闭合的脊柱疝出或向外露出。

（1）分类：目前将脊柱裂分为两大类。根据是否有神经组织（神经基板）暴露在外或病变部位是否有完整的皮肤覆盖来区分为开放性脊柱裂与闭合性脊柱裂。

① 开放性脊柱裂：是指病变部位皮肤连续性中断，椎管内成分部分或全部经过脊柱缺损处向后膨出，常伴有背部肿块，脑脊液通过缺损处漏出，好发于腰段或骶尾段水平脊柱。可分为以下几种：

- 脊膜膨出：病变部位背部皮肤缺损，皮肤缺损处有囊性包块，囊壁为脊膜，囊内容物为脑脊液。
- 脊髓脊膜膨出：病变部位背部皮肤缺损，皮肤缺损处有囊性包块，囊壁为脊膜，囊内容物为马尾神经或脊髓组织。
- 脊髓外露：病变部位背部皮肤缺损，一段脊髓呈平板式自缺损处暴露于外界。

② 闭合性脊柱裂：是指病变部位皮肤连续性完整，椎管内成分部分或全部经过脊柱缺损处向后膨出或不膨出，可伴或不伴背部包块，脑脊液不能通

过缺损处漏出。根据有无背部包块，分为有包块型和无包块型。包括脊膜膨出、脂肪脊髓脊膜膨出和脂肪脊髓裂等。

（2）超声表现

① 脊柱裂的脊柱特征：在胎儿背侧做矢状面扫查，可见受累脊柱位于后方的强回声连续性中断图 3-12），裂口处皮肤光带连续性中断。合并有脊髓脊膜膨出时，裂口处可见一囊性包块，内有马尾神经或脊髓组织。

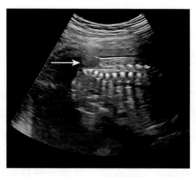

图 3-12　脊柱裂胎儿脊柱矢状面，示脊柱裂胎儿骶尾部脊柱连续性中断

脊柱横切时脊柱三角形骨化中心失去正常形态，位于后方的两个椎弓骨化中心向后开放，呈 "V" 形或 "U" 形（图 3-13 ）。

② 脊柱裂的脑部特征：脊柱裂常伴有一系列脑部特征，包括香蕉小脑征、颅后窝池消失、柠檬头征（图 3-14）及脑室扩大等。

③ 香蕉小脑征：脊柱裂胎儿小脑变小，弯曲呈"香蕉状"。本质为小脑蚓部及小脑扁桃体疝入枕骨

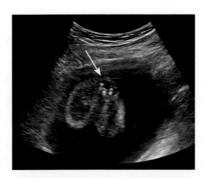

图 3-13　脊柱裂胎儿脊柱横切面，示椎弓骨化中心向后开放

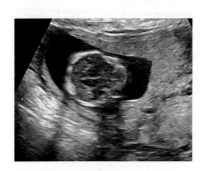

图 3-14　脊柱裂胎儿柠檬头征

大孔，小脑发育不全甚至小脑缺如。

④ 柠檬头征：横切胎头出现前额部隆起，双侧颞骨坍塌，形似柠檬，称为"柠檬头征"。

（3）临床意义及预后：脊柱裂病变平面越低，病变内仅含有脑脊液而没有神经组织，其预后越好。早期外科手术降低了新生儿出生后 1 年的死亡率。但尽管随着治疗技术的发展，目前技术手段下脊柱裂患儿 1 岁存活率仍仅为 23.3%，并且成活新生儿常伴有严重功能障碍。

2. 先天性脊柱侧凸（congenital scoliosis, CS） 先天性脊柱侧凸是由于孕 4~6 周脊柱发育异常造成的导致脊柱侧向弯曲的畸形。

（1）分型：先天性脊柱发育异常按照 Winter 分型可分为以下三种类型：Ⅰ型（形成障碍），包括半椎体、蝴蝶椎、冠状椎体裂；Ⅱ型（分节不良），包括双侧分节不良的阻滞椎和单侧分节不良的椎体骨桥；Ⅲ型（混合障碍），为同时具有以上两种异常表现的多发椎体异常。其中半椎体是最常见的导致先天性脊柱侧凸的类型。

（2）超声表现：超声行脊柱扫查时未能得到自然生理弯曲的弧度，脊柱走向弯曲。向侧方成角时表现为脊柱侧凸，在脊柱的多切面扫查可显示脊柱成角的角度，判断成角的部位以及椎体异常的类型。

① 半椎体畸形：在二维超声纵切面上病变椎体变小，回声模糊或显示不清。横切面显示椎体变小，呈楔形、形态不规则或边缘模糊（图 3-15）。

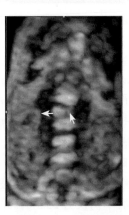

图 3-15　三维重建显示胎儿第 4 腰椎发育异常（半椎体畸形）

② 蝴蝶椎：矢状切面上病变椎体多呈前窄后宽的楔形。多发者可见脊柱后凸。在冠状切面上病变椎体呈两个尖端相对的楔形或三角形，状如蝴蝶的两翼。邻近椎体可增大，向病变椎体中央变细部凸出。横切面上椎体中部矢状裂缝，椎体分离成左右两部分，呈楔形，两个骨块大小多相等，有时也可见其中一个发育不全。

③ 冠状椎体裂：横切面上显示椎体中部见矢状裂缝，椎体由前后两部分组成。

④ 椎体融合畸形：≥ 2 个椎体连在一起，未见明显椎间隙。

（3）主要鉴别诊断：椎体畸形导致的脊柱弯曲应与开放性脊柱裂相鉴别。后者在横切面上显示椎弓呈对称性张开，局部皮肤不完整。

（4）临床意义及预后：先天性脊柱侧凸常合并其他畸形，包括神经系统畸形、泌尿生殖系统畸形、消化系统畸形、心脏及胸廓肋骨畸形等。进行产前超声检查时需仔细扫查排除其他系统畸形。临床上难以预测先天性脊柱侧凸的严重程度及进展速度，与脊柱畸形的类型、发生部位、患儿的年龄及患儿治疗时间有关。半椎体畸形尤其是完全分节半椎体导致的脊柱侧凸保守治疗效果较差，早期诊断和手术治疗可避免严重的继发畸形，减少融合固定节段，保留更多的脊柱活动度，提高患儿的生活质量。

（陈俊雅　祝　榕）

第四章
颜面部及颈部异常

一、颜面部

1. 唇腭裂 (cleft lip/cleft palate)

（1）超声表现

① 唇裂：冠状面或横切面上可见上唇一侧（图 4-1）或双侧（图 4-2）连续性中断，缺损处呈无回声。唇裂的分度为：

- Ⅰ度唇裂：仅在唇红处显示连续性中断。
- Ⅱ度唇裂：裂隙达上唇皮肤，但未达鼻底。双侧鼻孔对称，形态正常。
- Ⅲ度唇裂：裂隙达鼻底，引起患侧鼻孔变形和塌陷，双侧鼻孔不对称。

② 腭裂

- 单侧牙槽突裂或完全腭裂：牙槽骨连续性中断，正常弧形消失，缺损处牙槽骨形成前后错位（图 4-3）。
- 双侧牙槽突裂或完全腭裂：牙槽骨双侧均出现连续性中断，鼻下方形成明显外凸的回声团，即颌骨前突（图 4-4）。
- 单纯硬腭裂：腭前方及两侧均有上颌骨牙槽突遮挡，因此难以显示单纯硬腭裂的裂隙。
- 单纯软颚裂应于胎儿吞咽时观察，产前较难发现，咽水平横切面上可见悬雍垂呈"平行

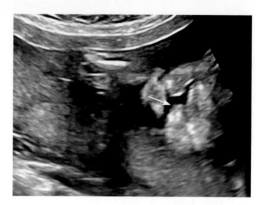

图 4-1　单侧唇裂超声表现

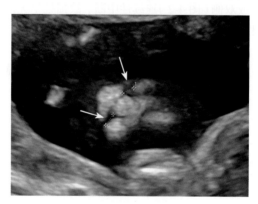

图 4-2　双侧唇裂超声表现

征"。

（2）主要鉴别诊断

① 胎儿人中较深：应进行多切面扫查，并结合胎儿张嘴运动观察。

② 脐带压于唇部：应结合胎儿张嘴、胎动及彩

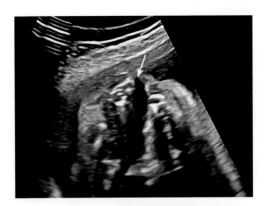

图 4-3 单侧腭裂超声表现

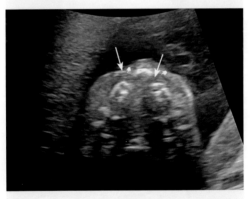

图 4-4 双侧腭裂超声表现

色多普勒血流显像进行观察。

③ 面裂：应除唇腭裂以外的面部先天性裂，包括面横裂、面中裂和面斜裂。

（3）临床意义及预后

① 不伴其他畸形的单纯唇腭裂预后良好，出生

后可通过手术进行修补矫正。

②伴发其他畸形时，预后取决于合并畸形的严重程度。

③正中唇腭裂常发生在全前脑或中部面裂综合征，预后不良。

2. 鼻骨缺如（absence of nasal bone）

（1）超声表现：胎儿正中矢状面和横切面上一侧或两侧鼻骨未显示（图 4-5）。

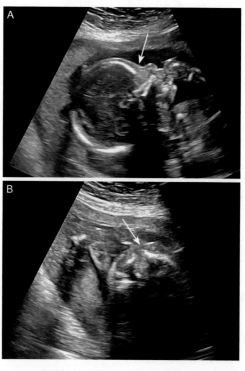

图 4-5　鼻骨缺如声像图。A. 正中矢状面；B. 横切面

（2）主要鉴别诊断：鼻骨发育不全（图4-6），即鼻骨长度低于正常同龄胎儿的第5百分位数。

（3）临床意义及预后：鼻骨缺如与染色体异常具有相关性，尤其是21三体综合征的发生率明显升高。

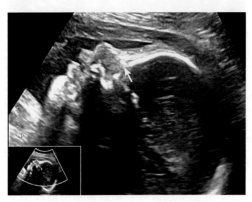

图4-6　鼻骨发育不全声像图（箭头）

3．小下颌畸形（micrognathia）

（1）超声表现

① 正中矢状面上观察，下颌小而后缩，下唇明显后移，下唇与下颌形成的正常S形曲线消失，取而代之的为小而圆的弧形曲线（图4-7）。

② 在正中矢状面上于鼻根处垂直前额额骨做一直线，将下颌最突出点与上唇或下唇的最突出点连线。两线间的夹角为下颌面角（inferior facial angle，IFA）。小下颌畸形时IFA＜50°。

③ 胎儿常处于半张口状态，舌相对较大而伸于口外。

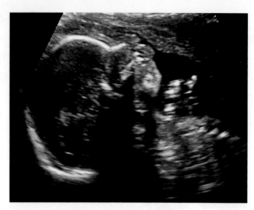

图 4-7　小下颌畸形声像图

④ 常伴羊水过多，多合并其他畸形，其中耳低位较为常见。

（2）主要鉴别诊断：切面偏移可造成小下颌畸形的误诊。

（3）临床意义及预后

① 明显的小下颌畸形常伴发于染色体异常和综合征，因此常伴有其他结构发育异常，如骨骼发育异常或耳发育异常等。

② 严重的小下颌畸形可引起患儿呼吸困难，甚至导致死亡。

③ 合并染色体异常者预后极差。

4. 先天性白内障（congenital catarct）

（1）超声表现

① 胎儿晶状体完全呈强回声（图 4-8）。

② 晶状体表现为双环征。外侧强回声环为晶状

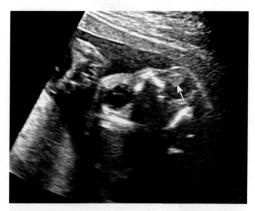

图 4-8　胎儿白内障（箭头）

体边界回声，内侧强回声环为白内障边界回声。

③ 晶状体中央出现强回声区。

（2）主要鉴别诊断：先天性白内障应主要与胎儿眼部肿瘤和永存原始玻璃体增生症相鉴别。应注意观察病变的位置、回声以及血流情况。

（3）临床意义及预后

① 先天性白内障分为遗传性和非遗传性两大类，遗传性约占 1/3，具有高度遗传异质性，常染色体显性遗传最为常见。

② 先天性白内障可导致儿童失明。患儿出生后若及时治疗，预后相对较好。

5. 鼻泪管囊肿 (nasolacrimal duct cyst)

（1）超声表现：在眼眶内下方探及无回声囊区，可单侧，亦可为双侧。边界清，部分囊内可伴片状高回声，CDFI 示其内无血流信号。囊肿位置较表浅，可向体表突出（图4-9）。

（2）主要鉴别诊断

① 皮样囊肿：皮样囊肿多发生于眼眶颞侧或鼻侧上方，囊内可见强光团或钙化斑。

② 额鼻部脑膜膨出：一般发生在眼眶外侧或者眼球下，常伴有颅骨缺损、颜面部异常以及脑积水。

（3）临床意义及预后：预后良好，有自愈倾向，未自愈者可手术治疗。

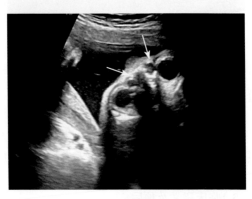

图4-9 胎儿鼻泪管囊肿（箭头）

二、颈部

1. 颈后透明层（NF）增厚 (nuchal fold thickening)

（1）超声表现：于小脑水平横切面测量枕骨外缘至皮肤外缘的垂直距离，NF 正常值小于 6 mm，NF ≥ 6 mm 为 NF 增厚（图4-10）。

（2）主要鉴别诊断

① 颈部囊性淋巴管瘤：有分隔型颈部囊性淋巴

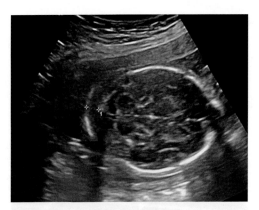

图 4-10　NF 增厚（NF 为 7.23 mm）

管瘤内伴粗细不等的分隔。无分隔型颈部囊性淋巴管瘤多位于颈部两侧，体积较小。

②颈部血管瘤：包块内呈稍低回声或混合回声，其内可见大小不一的囊区。CDFI 示其内血流信号丰富。

（3）临床意义及预后

① NF 增厚与胎儿染色体非整倍体畸形有关，主要为 21 三体综合征。NF 增厚时需进一步进行染色体核型分析。

②即使染色体核型分析正常，胎儿出现结构异常的风险亦增加。

2.　颈部囊性淋巴管瘤（cervical cystic lymphangioma）

（1）超声表现

①无分隔型颈部淋巴管瘤：为单房囊性包块，多位于颈部两侧，体积较小，易漏诊。

②有分隔型颈部淋巴管瘤：为多房囊性包块

（图 4-11），边界清，位置固定，其内分隔粗细不等。

中孕早期出现的颈部淋巴管瘤多位于颈背部，体积一般较大，上可至头顶，下可达胸部。

中孕晚期及孕晚期出现的淋巴管瘤约 80% 发生于颈部，少数发生于腋窝或腹股沟等部位。

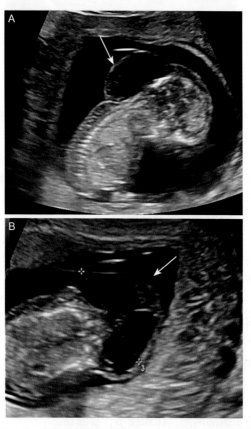

图 4-11　有分隔型颈部淋巴管瘤。A. 矢状面；B. 横切面

（3）主要鉴别诊断

① NT 增厚：即颈后透明层增厚，而无分隔型颈部淋巴管瘤多位于颈部两侧。

② 梨状窝囊肿：梨状窝囊肿位于气管左前方或右前方，合并感染时囊壁增厚，囊内可见液平面，有助于与无分隔型颈部淋巴管瘤相鉴别。

③ 颈部血管瘤：包块内呈稍低回声或混合回声，其内可见大小不一的囊区。CDFI 示其内血流信号丰富。

（4）临床意义及预后

① 颈部囊性淋巴管瘤常合并其他异常，如染色体异常和心脏异常等。

② 有分隔型颈部淋巴管瘤染色体异常及预后不良的发生率较无分隔型颈部淋巴管瘤高。

③ 不伴有染色体异常及其他异常的孤立性颈部囊性淋巴管瘤预后较好，合并胎儿水肿、染色体异常和心脏畸形的颈部囊性淋巴管瘤预后差。

3. 甲状腺肿（goiter）

（1）超声表现（图 4-12）

① 胎儿的颈部软组织略前突，在颈前区可探及左右对称且均匀的实性低回声肿块。两者由峡部相连。在峡部后方可见气管回声。

② 肿块内血流丰富。若血管分布于外周而肿块内缺乏中心血管，多提示为甲状腺功能减低；若肿块中心血管丰富，则多提示为甲状腺功能亢进。

③ 可伴有羊水过多、胎心率异常、胎儿生长受限（fetal growth restriction, FGR）和胎儿水肿等。若伴有胎儿骨骼成熟延迟、心动过速、胎动异常及羊水过多，应警惕甲状腺功能亢进。

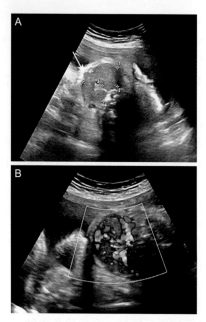

图4-12 胎儿甲状腺肿。A.颈前区探及实性低回声肿块(箭头); B. CDFI 示肿块内血流丰富

（2）主要鉴别诊断

① 颈部血管瘤：见前述。

② 颈部畸胎瘤：肿物多位于颈前方或颈前外侧部，常较大，内回声杂乱，多为实性包块伴钙化。

（3）临床意义及预后：单纯性甲状腺肿不合并其他异常者预后良好，产前不需要做任何处理。

（李 晨）

第五章
胸部异常

一、常见胸部超声异常

1. 先天性囊性腺瘤样畸形 (congenital cystic adenomatoid malformation, CCAM)

（1）超声表现

① Ⅰ型：大囊型。胸腔内可见以无回声为主的大囊实性肿块，囊腔直径为 20 ~ 100 mm。

② Ⅱ型：中囊型。胸腔内可见多个以无回声为主的小囊实性肿块（图 5-1），囊腔直径 < 20 mm。

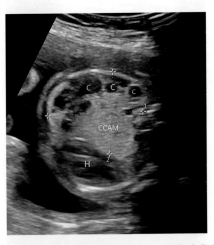

图 5-1　CCAM Ⅱ型。胎儿胸部横切面示左侧胸腔囊实性肿块（CCAM），内见多个无回声囊泡（C），心脏（H）明显右移

③ Ⅲ型：为微囊型。胸腔内可见实性高回声肿块（图 5-2），内部回声均匀。

④ 血供来自肺动脉（图 5-3），可伴有胎儿水肿和羊水过多。

⑤ 计算胎儿肺头比（Cystic volume ratio, CVR）：

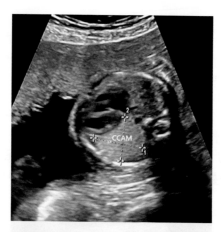

图 5-2　CCAM Ⅲ型。胎儿胸腔实性肿块

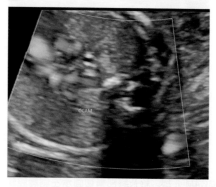

图 5-3　CDFI 显示实性肿块（CCAM）内血供来自肺动脉

CVR= 肿 块 长（cm）× 宽（cm）× 高（cm）× 0.523/头围（cm）。

（2）主要鉴别诊断：大囊型肺囊腺瘤需与伴有胃泡的膈疝相鉴别。实性、微囊型肺囊腺瘤需与肝上移的右侧膈疝或肺隔离症相鉴别。神经源性肿块和食管重复畸形的肿块主要位于后纵隔。

（3）临床意义及预后：Ⅰ型及Ⅱ型 CCAM 预后相对良好，Ⅲ型易合并胎儿水肿而预后较差。当 CVR < 1.6 时，86% 的胎儿未出现水肿，预后良好；当 CVR ≥ 1.6 时，75% 的胎儿出现水肿，预后较差。

2. 肺隔离症（pulmonary sequestration, PS）

（1）超声表现

① 可见边界清晰、均质增强回声的楔形包块，多位于左胸腔底部（图 5-4）。

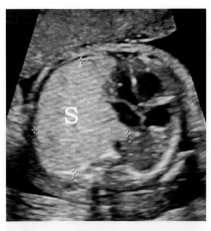

图 5-4　横切面显示左肺回声增强，心脏向右侧移位。S，肺隔离症

②血供来自主动脉（图 5-5）。

③胎儿可伴有胸腔积液、皮肤水肿或其他胸腔畸形。

④计算胎儿肺头比（cystic volume ratio, CVR）。

（2）主要鉴别诊断

①肺囊腺瘤样畸形：肺囊腺瘤样畸形的滋养血管来自肺动脉；肺隔离症的滋养血管通常分支于主动脉。

②膈下型肺隔离症应与肾上腺神经母细胞瘤和肾上腺出血相鉴别，神经母细胞瘤多位于右侧，内呈囊性变，常发现于晚孕期。

（3）临床意义及预后：伴有积水是不良预后的指标。有报道约 30% 的病例在晚孕期有转复甚至消失的趋势。有大量胸腔积液者，行胎儿胸腔 - 羊膜分流术可改善预后。CVR ≥ 1.6 的肺隔离症胎儿出现呼吸系统症状及水肿的概率较高，预后较差，需

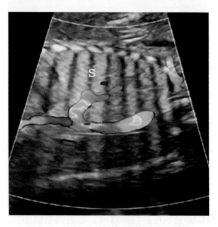

图 5-5　CDFI 显示血供来源于主动脉

及时干预治疗。

3. 先天性膈疝（congenital diaphragmatic hernia, CDH）

（1）超声表现

① 胸腔内显示腹腔脏器回声，包括胃、小肠、肝和脾等均有可能疝入胸腔内。

② 肺、心脏及纵隔等脏器受压并移位（图 5-6、图 5-7）。

③ 左侧膈肌缺损多见，腹内容物疝入左侧胸腔者多。

④ 腹围缩小。

⑤ 可合并羊水过多。部分胎儿有胸腔积液、腹水、胎儿水肿及颈部透明层明显增厚。

（2）鉴别诊断

① 肺隔离症。

② 肺囊腺瘤。

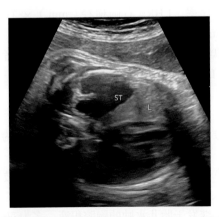

图 5-6　胸腔横切面显示左侧胸腔可见胃泡、肝，心脏明显右移。ST，胃；L，肝

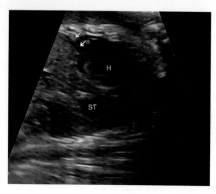

图 5-7 矢状面显示横膈低回声影中断。ST, 胃; H, 心脏

（3）临床意义及预后

① 膈疝发生的时间越早, 预后越差。单侧膈疝, 如肝疝入胸腔, 预后较差。

② 合并其他畸形或染色体异常者, 预后差。

③ 肺面积 / 头围（lung to head ratio, LHR）预测产后生存率, LHR= 右肺横径（mm）× 右肺前后径（mm）/ 头围（mm）（四腔心平面测量）。据报道 15 例单纯左侧肺隔离症胎儿中 LHR < 1.4 者无 1 例存活, LHR > 1.4 者生存率为 100%。

4. 胸腔积液

（1）超声表现

① 胸腔内片状无回声区（图 5-8）, 常为 "新月状"。

② 单侧大量胸腔积液, 心脏及纵隔可被推挤移向对侧, 肺受压变小。

③ 继发于胎儿水肿的胸腔积液, 多为双侧性。

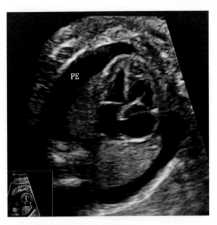

图 5-8　胎儿双侧胸腔积液（PE）

（2）主要鉴别诊断：应与正常胸壁肌肉及脂肪组织的低回声带进行鉴别。

（3）临床意义及预后：胸腔积液的预后主要取决于引起胸腔积液的原发病。若是由于其他畸形或遗传学异常引起的胸腔积液，预后取决于原发病。孤立性的胸腔积液多由乳糜胸导致。9%～22%的原发性胎儿胸腔积液可自然消失。双侧胸腔积液、不自然消失、并发水肿及早产者预后差。胎儿水肿是预后最差的指标，存活率为30%～58%。单侧胸腔积液无其他明显合并畸形者预后最好。

（黄瑞娜）

第六章
心血管系统异常

一、左心发育不全综合征（hypoplastic left heart syndrome, HLHS）

1. 超声表现

（1）右心室构成心脏心尖部，左心室可缺如、变小（图 6-1A）、正常甚至扩大（呈球形），左心室收缩功能均明显降低。

（2）多存在主动脉瓣闭锁，主动脉发育不全致左心室流出道显示不清；二尖瓣开放但发育不全（如瓣叶短小或增厚）。

（3）左心室心内膜回声增强。

（4）左心房内径相对较小，卵圆瓣反常运动，从左心房摆向右心房。

（5）肺动脉主干代偿性扩张，紧邻上腔静脉，主动脉横弓显示不清或发育不全（图 6-1B、图 6-1C）。

（6）CDFI 表现：二尖瓣闭锁时左心房室连接处未探及血流信号（图 6-1D）。二尖瓣狭窄时房室瓣口呈明亮湍流信号，流速加快。升主动脉和主动脉弓内血流信号暗淡，三尖瓣口及肺动脉内血流明亮，流速加快。肺动脉血流经动脉导管进入降主动脉上行逆灌至升主动脉及下行至降主动脉。

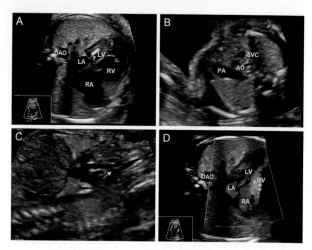

图 6-1　左心发育不全。A. 四腔心切面显示左心室腔狭窄且心室内可见一强回声；B. 三血管气管平面显示横弓变窄；C. 主动脉弓平面显示主动脉弓缩窄；D. 四腔心切面显示舒张期二尖瓣口未探及前向血流信号

2. 鉴别诊断

（1）导致左心室缩小的心脏畸形，如主动脉缩窄和重度主动脉狭窄。

（2）二尖瓣闭锁并室间隔缺损：无流出道发育不全。

（3）非对称性房室间隔缺损、右心室双出口：左心室内径偏小，但心功能正常。

（4）引起左心废用性变小的心脏畸形，如肺静脉异位引流和卵圆孔提前关闭。

3. 临床意义及预后

（1）左心发育不全综合征约占产前心脏畸形的13%，男性占多数。多存在基因异常或（和）心内外畸形，染色体异常包括 13 三体综合征和特纳综合征，合并的心内畸形包括部分型或完全型肺静脉异位引流、心内膜纤维化、室间隔缺损以及永存左上腔静脉。

（2）出生后未经治疗者死亡率高，可行分期手术和心脏移植治疗。前者5年生存率约为70%。

二、右心发育不全综合征（hypoplastic right heart syndrome, HRHS）

1. 超声表现

（1）右心室明显缩小（图6-2A），三尖瓣及其附属装置增厚，回声增强，三尖瓣未见明显启闭活动或开放受限。

（2）肺动脉内径明显变细或正常，动脉导管粗大。

（3）CDFI：三尖瓣/肺动脉瓣闭锁，三尖瓣口/肺动脉瓣口不能探及前向血流（图6-2B）。若瓣膜狭窄，则瓣口出现湍流信号，流速加快，房侧可探及反流信号（图6-2C、图6-2D）。静脉导管频谱出现a波倒置。

2. 鉴别诊断

（1）单心室：严重的右心发育不全应与其鉴别，应仔细寻找缩小的右心室以及室间隔的完整性。

（2）室间隔完整的肺动脉闭锁，可见右室壁肥厚，右心腔偏小。

3. 临床意义及预后

（1）右心发育不全综合征的发病率占先天性心脏病的1%～3%，男性多见，心外畸形出现率约为20%，染色体核型异常少见，占2.3%～5%，常合并其他心脏畸形，如房室间隔缺损、右位心、永存左

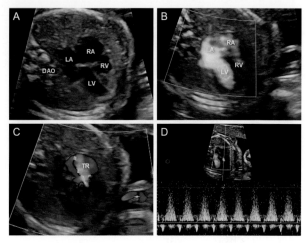

图 6-2 心发育不全。A. 四腔心切面显示右心腔室狭小；B. 四腔心平面显示三尖瓣口未探及前向血流信号；C. 显示三尖瓣房侧可探及反流信号；D. 三尖瓣反流速度达 251.7 cm/s

上腔静脉和大动脉转位等。

（2）外科手术为唯一的治疗手段，需分期手术，术后 5 年生存率约为 72%，20 年生存率约为 61%。

三、室间隔缺损（ventricle septal defects, VSD）

1. 分型

（1）肌部室间隔缺损：从心尖到室间隔基部任何部位的肌部缺损，边缘均为肌肉组织（图 6-3）。

（2）膜周部室间隔缺损：主动脉瓣正下方左心室流出道缺损，常可累及肌部室间隔的一部分，分为三个亚型：膜周流入道型、膜周流出道型（图 6-4）和膜周肌部型。

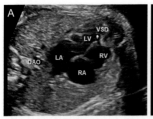
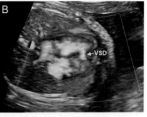

图 6-3 肌部室间隔缺损。A. 四腔心切面显示室间隔肌部近心尖处回声连续性中断；B. CDFI 显示过隔血流信号

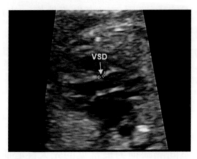

图 6-4 膜周流出道型 VSD，左心室长轴切面显示室间隔膜部回声连续性中断

（3）流出道室间隔缺损（双动脉干下型）：缺损位于右心室流出道，肺动脉瓣下、室上嵴之上。

（4）流入道室间隔缺损：缺损位于室间隔膜部的后部和下部，三尖瓣隔瓣后方。

2. 超声表现

（1）室间隔回声的连续性中断。

（2）CDFI 表现：在心室水平可探及过隔血流信号，双向分流，以右向左分流为主或左向右分流为主。

3. 胎儿单纯性室间隔缺损定量诊断方法

（1）缺损直径近似主动脉瓣环直径者诊断为大室间隔缺损，缺损大小对于左向右分流已无限制作用。

（2）缺损直径＜1/3主动脉瓣环直径者诊断为小室间隔缺损，缺损大小对左向右分流起限制作用。对小于2~3 mm的肌部室间隔缺二维超声很难显示，CDFI可见过隔血流信号有助于诊断（图6-5）。

4. 鉴别诊断

（1）室间隔膜周部回声失落伪像，当声束方向与室间隔平行时，易被误认为室间隔缺损。

（2）房室间隔缺损：房间隔和室间隔共同缺损，共同房室瓣位于共同缺损之间。

（3）右心室双出口：可见二尖瓣和主动脉瓣之间的不连续性，主动脉完全或大部分发自右心室。

5. 临床意义及预后

（1）室间隔缺损为最常见的先天性心脏病之一，占全部先天性心脏病患者的20%~30%。多为单纯性，也可合并其他心脏畸形，常见圆锥动脉干畸形和心内膜垫缺损等。

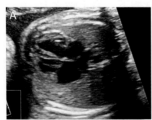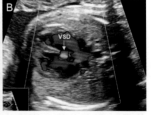

图6-5 膜周流入道型室间隔缺损。A. 二维平面显示 VSD 不明显；B. CDFI 显示室间隔上段过隔血流信号

（2）部分合并染色体及基因异常，如21三体综合征、18三体综合征、13三体综合征及DiGeorge综合征。合并心内外畸形时，伴有染色体及基因异常的风险增加。

（3）预后取决于室间隔缺损的大小和位置。左向右分流程度及合并心内外的畸形，合并心外畸形者预后差。

（4）孤立性VSD占VSD发病总数的21%～63%，自然闭合率较高，尤其是CDFI检出的肌部和膜周部小间隔缺损，高达80%的病例在出生前或出生后2年内自然闭合。流出道和流入道型室间隔缺损常需手术治疗。

（5）目前单纯性室间隔缺损手术修补及介入封堵术均安全可靠，成功率高。干下型室间隔缺损闭合困难，部分缺损紧邻肺动脉瓣及主动脉瓣，预后差，出生后易早期合并主动脉窦脱入而继发主动脉窦瘤、窦瘤破裂及主动脉瓣反流等。介入封堵术的效果不理想，应及时选择修补手术。

四、房室间隔缺损（atrioventricular septal defects, AVSD）

1. 部分型房室间隔缺损

（1）超声表现

① 房间隔原发隔缺失：卵圆孔下方房间隔下部连续性中断。

② 有明确的二尖瓣及三尖瓣环。二尖瓣及三尖瓣在同一水平附着于室间隔上缘。

③ 常合并二尖瓣前叶和（或）三尖瓣隔叶裂缺。

④ CDFI显示二尖瓣和（或）三尖瓣瓣根处有

反流。

（2）鉴别诊断

① 冠状静脉窦右心房开口：扫查切面靠后时易将其误认为原发孔型（Ⅰ孔型）孔房间隔缺损。若仅显示二尖瓣瓣环，则提示回声缺失为冠状静脉窦右心房开口。若能完全显示二尖瓣瓣叶启闭，则为原发隔缺损。

② 增宽的冠状静脉窦：相较原发隔缺失位置更靠后，还应排除永存左上腔静脉或肺静脉异位引流入冠状静脉窦。

③ 房间隔假性回声失落：垂直位四腔心易出现此征象，结合斜位或横位四腔心切面可避免该伪像。

2. 完全型房室间隔缺损　可见原发孔型房间隔缺损、共同房室瓣和膜周部室间隔缺损三种畸形同时存在。根据共同房室瓣及其腱索附着位置不同，分为 A、B、C 三型：① A 型，对共同房室瓣前桥瓣可辨别出二尖瓣和三尖瓣组成部分，各自有腱索与室间隔顶端相连；② B 型，对共同房室瓣前桥瓣可辨别出二尖瓣和三尖瓣组成部分，腱索均连于右心室壁，而不附着于室间隔顶端。③ C 型，共同房室瓣前桥瓣完全漂浮在室间隔上，无腱索附着于室间隔上。后桥瓣有腱索附着于室间隔上或漂浮在室间隔上。

（1）超声表现

① 四腔心切面显示房间隔下部及室间隔上部共同缺失及十字交叉结构消失，四个心腔相互相通（图6-6）。不能显示房室瓣在室间隔上的附着点。

② 心脏房室大小可正常。对位不良型完全性房室间隔缺损可出现右心房大及左心房小。

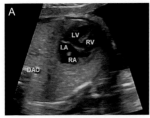
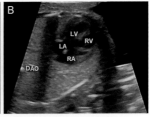

图6-6 完全型房室间隔缺损。A. 四腔心切面显示收缩期共同房室瓣关闭，分别显示 I 孔型房间隔缺损及流入道室间隔缺损；B. 四腔心切面显示舒张期共同房室瓣开放，房室间隔共同缺损，十字交叉结构消失

③ 心室与大动脉连接正常，两大动脉无明显异常。

④ CDFI 显示舒张期心腔中央四个心腔血流信号相互混合交通，收缩期可有明显房室瓣反流（图6-7）。

（2）鉴别诊断

① 流入道型室间隔缺损：房室瓣正常，原发房间隔完整。

② 大的继发房间隔缺损：房室瓣正常，室间隔完整。

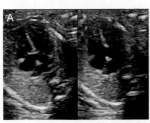
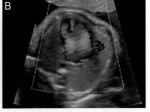

图6-7 完全型房室间隔缺损。A. 显示收缩期共同房室瓣闭合呈"一"字型，舒张期共同房室瓣开放，房室间隔共同缺损，十字交叉结构消失；B. 舒张期四心腔血流相互混合交通

③ 内脏异位综合征：另有多种心脏畸形，如左心房异构和右心房异构。

3. 临床意义及预后

（1）房室间隔缺损胎儿发病率大于活产儿发病率，占所有先天性心脏畸形的 2%。

（2）合并染色体异常的风险高，60% 合并 21 三体综合征，20% 左右合并其他染色体异常或综合征，如 18 三体综合征、13 三体综合征和内脏移位综合征。

（3）预后取决于房室间隔缺损的大小、房室瓣膜受累以及合并的心内外畸形情况。孤立性房室间隔缺损远期预后较好，20 年存活率为 95%，手术死亡率 < 20%。有内脏异位、不均衡型房室间隔缺损以及需单心室矫治者预后不良。

（4）对于完全型房室间隔缺损，应在出生后 6 个月内修复。外科手术选择包括姑息性肺动脉环缩术以及心脏畸形的完全修复，后者包括改良单片法或双片法修补房间隔缺损和室间隔缺损，构建双侧房室瓣。

（5）部分型房室间隔缺损治疗效果良好，术后近远期死亡率低。左侧房室瓣畸形及肺动脉高压为死亡的危险因素。病变轻、分流量不大的患儿可在 2 ~ 4 岁手术。若存在明显左侧房室瓣反流或左侧心脏结构发育不全，应尽早采取手术（1 岁半以前）。

五、法洛四联症（tetralogy of fallot, TOF）

1. 伴肺动脉狭窄的法洛四联症（约占 80%）超声表现：

（1）> 95% 的四腔心切面显示正常。

（2）左心室流出道切面显示主动脉瓣下膜周部室间隔缺损（对位不良性），主动脉根部增宽右移，骑跨于室间隔上，主动脉与室间隔平行（图6-8A）。

（3）右心室流出道切面及心底短轴切面显示右心室流出道漏斗部狭窄和（或）肺动脉狭窄（图6-8B）。肺动脉瓣狭窄显示为瓣膜增厚，回声增强。瓣膜是开放的，活动受限。

（4）三血管平面评估主、肺动脉内径及其比值。主动脉内径/肺动脉内经＞1.7∶1宜手术。比值越小，提示肺动脉发育越好。

（5）CDFI显示收缩期左、右心室血流均流入主动脉内（图6-8C）。肺动脉内为细窄的前向血流，动脉导管血流向前或逆流。

2. 伴室间隔缺损的肺动脉瓣闭锁型法洛四联症（约占20%） 超声表现：

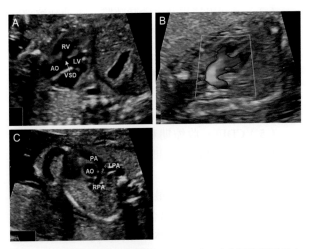

图6-8 伴肺动脉狭窄的法洛四联症。A. 左心室长轴切面显示主动脉骑跨于室间隔缺损处；B. CDFI显示左右心室血流汇入主动脉；C. 大动脉短轴切面显示肺动脉主干及其分支明显变窄，肺动脉内径明显窄于主动脉

（1）肺动脉主干非常细窄，甚至不可显示（肺动脉瓣或肺动脉主干近端闭锁时），肺动脉远端管腔存在并与左、右肺动脉相连。

（2）动脉导管走行迂曲，可增粗。

（3）存在粗大的主‐肺动脉侧支（约20%）。

（4）在大的膜周部室间隔缺损，主动脉根部宽大并骑跨于室间隔上。

（5）CDFI：收缩期右心室血流完全通过室间隔缺损进入主动脉；动脉导管内血流逆灌入肺动脉；主动脉弓长轴切面可显示起源于降主动脉的主动脉‐肺动脉间侧支循环动脉的血流信号。

3. 伴肺动脉瓣缺如的法洛四联症（占3%～6%）超声表现：

（1）右心室扩张。

（2）室间隔缺损及主动脉骑跨，主动脉根部并不宽，区别于经典法洛四联症。

（3）肺动脉主干及左、右分支明显扩张；肺动脉瓣环狭窄，无肺动脉瓣叶启闭活动。

（4）多数合并动脉导管缺如。三血管‐气管切面不能显示肺动脉与降主动脉相连接的征象。

（5）CDFI：收缩期和全舒张期跨肺动脉瓣口高速射流和反流信号，同时伴有三尖瓣反流。

4. 临床意义及预后

（1）法洛四联症为最常见的发绀型先心病，约57%的法洛四联症患者可合并其他心脏畸形。

（2）30%存在染色体异常，多为非整倍体染色体异常。10%～15%合并染色体22q11微缺失，也可合并其他综合征和心外器官先天畸形。

（3）法洛四联症的预后取决于肺动脉发育程度

和动脉导管的血流情况。如出生后不予手术治疗，1年内死亡率约为25%，3年内约为40%。胎儿期肺动脉发育减缓、肺动脉瓣前向血流中断和动脉导管逆灌提示预后不良。肺动脉瓣缺如型法洛四联症预后不良。

六、共同动脉干（common arterial trunk, CAT）

1. 病理分型　由 Van Praagh R 及 Van Praagh S 提出，并根据有无室间隔缺损将共同动脉干分为 A 型和 B 型，再根据肺动脉分支和起源将 A 型分为四个亚型。

2. 超声表现　心脏大小一般正常，左右心室基本对称，可见大的室间隔缺损。心底部只见一条大动脉发出，骑跨于室间隔之上。CDFI 显示左右心室血流共同进入共同动脉干。

（1）A1 型约占50%，于共同动脉干长轴切面可见主、肺动脉起自共同动脉干的左后壁，随即发出左右肺动脉（图6-9）。

（2）A2 型占30%，于共同动脉干短轴切面可见左右肺动脉直接起自共干的后壁或侧壁。

（3）A3 型占8%，一条肺动脉起自共同动脉干，另一条肺动脉缺如，起自降主动脉的侧支进入肺。

（4）A4 型占12%，可见主动脉起自共同动脉干的右侧壁，主动脉峡部发育不全、狭窄或闭锁，伴巨大动脉导管。

3. 鉴别诊断

（1）法洛四联症：主要鉴别点为法洛四联症存在右心室、右心室流出道及肺动脉的连接。

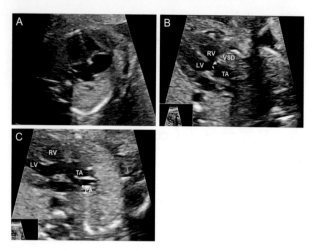

图 6-9　共同动脉干 A1 型。A.四腔心切面显示左右心比例正常；B. 左心室流出道切面显示宫底部只见一条大动脉发出，可见室间隔缺损及大动脉骑跨；C.肺动脉自共干左后壁发出

（2）肺动脉闭锁并室间隔缺损：鉴别主要依据肺动脉瓣的有无及肺动脉主干血流方向不同。

（3）A1 型和 A4 型易混淆。A1 型属于大主动脉型，即肺动脉较细并起自共同动脉干后壁；A4 型属于大肺动脉型，主动脉较细并起自共同动脉干右侧壁。

4. 临床意义及预后

（1）共同动脉干占先天性心脏病的 0.4%～2.8%，常合并其他心内畸形。

（2）40% 的病例合并心外畸形，通常无特异性；4.5% 的病例存在染色体数目异常，多为三倍体；30%～40% 的病例存在 22q11 微缺失。糖尿病母亲分娩的胎儿共同动脉干和右心室双出口为最常见的心脏畸形。

（3）预后极差，半数患儿在出生后 1 个月内死亡，仅 15%～30% 的患儿可存活至 1 岁以上。如产前超声诊断出共同动脉干，应及时手术治疗，出生后 2～6 周内手术预后较佳。

七、完全型大动脉转位（complete transposition of great arteries, C-TGA）

1. 超声表现

（1）心房与心室连接一致（图 6-10A），主动脉自右心室发出（图 6-10B），心室与大动脉连接不一致。主动脉起源于解剖右心室，与三尖瓣之间可见圆锥肌。肺动脉起源于左心室，肺动脉与二尖瓣之间呈纤维连接（图 6-10C）。主动脉与肺动脉起始段呈平行走行。

（2）大动脉短轴切面显示肺动脉与主动脉之间正常交叉环绕关系消失，均显示为短轴，主动脉位于肺动脉右前方。

（3）三血管 - 气管切面仅显示一条大动脉为主动脉（图 6-10D），位于肺动脉前上方。

（4）主动脉弓长轴切面呈"曲棍球杆征"。动脉导管弓跨度较小，呈"拐杖征"（图 6-10E）。

（5）约半数完全型大动脉转位胎儿伴有较大室间隔缺损（图 6-10F），常为膜周部和肌部缺损，无大动脉骑跨。

（6）约 25% 合并左心室流出道及肺动脉狭窄。重度狭窄时 CDFI 显示动脉导管血流逆灌。

2. 鉴别诊断

（1）右心室双出口，鉴别点为完全型大动脉转

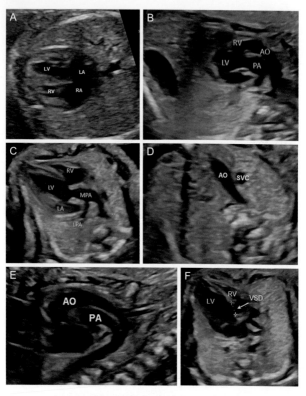

图 6-10　室间隔缺损型完全型大动脉转位的超声表现。A. 四腔心切面显示心室比例正常，房室连接一致；B. 显示主动脉自右心室发出；C. 显示肺动脉主干自左心室发出后发出左肺动脉及右肺动脉；D. 三血管－气管切面仅显示一条大动脉；E. 主动脉弓长轴呈"曲棍球杆征"，动脉导管弓长轴呈"拐杖征"；F. 室间隔缺损

位，大动脉无骑跨，主动脉下有圆锥肌，肺动脉下无圆锥肌。

（2）功能矫正型大动脉转位，其房室连接及心室大动脉连接均不一致。

3. 临床意义及预后

（1）本病占所有心脏畸形的 5% ~ 7%，活产儿发病率为 0.3‰，男女比例为 2：1。常伴发的心内畸形有室间隔缺损和肺动脉狭窄等，可孤立存在，称为室间隔完整型大动脉转位。

（2）可伴发心外畸形，但少见，几乎不存在染色体数目异常，可能存在 22q11 微缺失，尤其在合并心外畸形时需排除。

（3）产前检查应重点观察是否存在室间隔缺损及肺动脉狭窄的后期进展情况。在卵圆孔和动脉导管水平应进行血流评估至足月。卵圆孔和（或）动脉导管提前闭合或变窄与新生儿预后恶化有关，出生后应行急诊手术。

（4）室间隔完整型大动脉转位胎儿出生后应及时行房间隔造孔术，维持动脉导管开放。

八、右心室双出口（double outlet of right ventricle, DORV）

两条大动脉同时起源于右心室。根据主动脉和肺动脉在半月瓣水平的解剖关系，分为四种类型：主动脉位于肺动脉的右后方（法洛四联症型）、右前方（大动脉右转位型，图 6-11）、左前方（大动脉左转位型）及右侧方（并行排列型）。右心室双出口并发的室间隔缺损有四种解剖类型：主动脉下型、肺动脉下型、双动脉下型和远离大动脉型。

1. 超声表现

（1）四腔心切面表现为左右心室基本对称，室间隔缺损较大时可显示。

（2）心室流出道切面显示两条大动脉完全起自

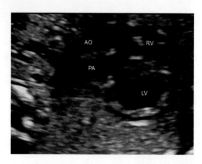

图 6-11　Taussing-Bing 亚型右心室双出口，主动脉完全发自右心室，肺动脉大部分发自右心室，肺动脉瓣下方见室间隔缺损且肺动脉骑跨于室间隔缺损处

右心室，或一条大动脉完全起自右心室，一条大动脉骑跨于室间隔之上，主动脉瓣下和肺动脉瓣下双圆锥。可见室间隔缺损，为左室唯一出口，约 90% 的室间隔缺损比主动脉口径大。

（3）大动脉短轴切面有利于明确两条大动脉的空间位置关系以及室间隔缺损与两条大动脉之间的关系。

3. 鉴别诊断　右心室双出口介于法洛四联症与完全型大动脉转位之间，需要同两者鉴别。应仔细辨别大动脉骑跨程度、空间位置关系及动脉下圆锥情况。法洛四联症和法洛四联症型右心室双出口无大动脉转位；典型右心室双出口主动脉和肺动脉干下均有圆锥，两条大动脉不完全转位。TGA 为完全型大动脉转位。

4. 临床意义及预后

（1）在先天性心脏病患儿中占 1% ~ 1.5%，在活产儿中发病率约为 0.09‰，染色体异常者占

12% ~ 40%，主要包括 18 三体综合征、13 三体综合征及 22q11 缺失。

（2）合并心内畸形常见，肺动脉狭窄占 70%；合并左心房或右心房异构时存在静脉畸形的风险增加，此时可基本排除染色体异常。

（3）预后主要取决于合并畸形的程度。对单纯型进行外科干预可以改善预后，合并畸形时总体预后较差。主动脉瓣下室间隔缺损型右心室双出口手术预后相对较好。肺动脉下室间隔缺损型手术疗效欠佳。

九、主动脉弓发育异常

1. 主动脉弓离断（interruption of aortic arch, IAA）

（1）超声表现

① 在主动脉弓长轴切面升主动脉走行僵硬，与降主动脉无连接（图 6-12A）。

② 根据离断位置分为三型：A 型，左锁骨下动脉远端与降主动脉间无连接；B 型，左颈总动脉与

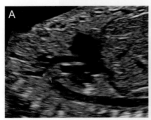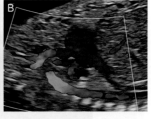

图 6-12 A 型主动脉弓离断。A. 主动脉横弓发出三分支后未与降主动脉相连，可见回声连续中断约 3.2 mm；B. CDFI 显示主动脉横弓血流未与降主动脉血流相延续

左锁骨下动脉间无连接（图6-13）；C型，无名动脉与左颈总动脉间无连接。

③ CDFI于离断部位见彩色血流信号中断（图6-12B），动脉导管血流流速加快。若合并室间隔缺损，可见心室水平分流信号。

（2）鉴别诊断：主动脉缩窄。虽然缩窄部位内径细小，但依然存在管腔结构，CDFI显示血流信号通过。

（3）临床意义及预后

① 主动脉弓离断约占所有先天性心脏病的1%，常伴有22号染色体微缺失及Di-George综合征。

② 常合并心内畸形，室间隔缺损最常见，其次为主动脉瓣二叶畸形、永存动脉干、主肺动脉窗、右心室双出口及大动脉转位等。

③ 合并心外畸形或与染色体22q11微缺失相关或无明确特异性。

④ 主动脉弓离断一旦诊断明确，应于新生儿期施行手术，一期根治加主动脉弓直接吻合为首选方法。若存在室间隔缺损，需行修补术。

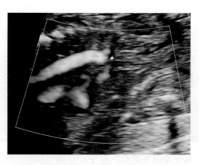

图6-13　B型主动脉弓离断，左颈总动脉与左锁骨下动脉间无连接

2. 主动脉弓缩窄

（1）超声表现

① 主动脉弓长轴切面显示主动脉弓局部管径变细（图 6-14A）。

② CDFI 显示主动脉弓局限性缩窄部位血流呈五彩镶嵌样（图 6-14B）。若缩窄程度轻，可无血流动力学改变。若缩窄范围大，血流速度甚至降低。在收缩期可见动脉导管血流逆灌入主动脉弓（图 6-14C）。

（2）鉴别诊断

① A 型主动脉弓离断：2D 及 CDFI 均显示主动脉弓与降主动脉间无连接。

② 左心发育不全综合征。

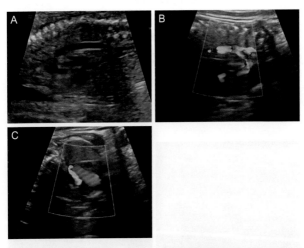

图 6-14　主动脉弓缩窄。A. 主动脉弓长轴切面显示主动脉弓局部管径变细；B. CDFI 显示主动脉弓缩窄部位血流呈五彩镶嵌样；C. 三血管切面 CDFI 显示主动脉横弓内可见血流信号逆灌

（3）临床意义及预后

① 主动脉缩窄占先天性心脏病的 5%~8%，常合并染色体异常，Turner 综合征最常见。

② 伴发的心内畸形多为大室间隔缺损、主动脉瓣二叶畸形、主动脉瓣下或瓣上狭窄及二尖瓣狭窄。

③ 常合并心外畸形，颅内小动脉瘤的发生率高达 3%~5%。

④ 主动脉弓缩窄部位及范围所存在的差异性对胎儿预后产生严重影响。导管前型缩窄胎儿出生后预后不良，如不及时手术，多于婴儿期死亡。导管后型缩窄胎儿出生后多数可在胸腹壁形成侧支循环，少数因心脏后负荷加重常导致左心室肥厚。

3. 右位主动脉弓（right aortic arch, RAA）

（1）超声表现

① 三血管 - 气管切面显示主动脉弓于气管右侧走行而非左侧（图 6-15）。

② 合并左位动脉导管时，其与右位主动脉弓形呈 "U" 形征，于气管周围形成不完全性血管环（图 6-16）。

③ 合并右位动脉导管时，主动脉弓与动脉导管

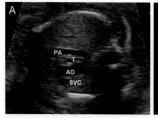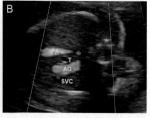

图 6-15 右位主动脉弓，主动脉弓位于气管左侧。A. 二维表现；B. CDFI 表现

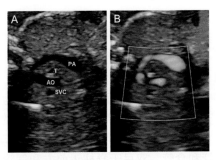

图6-16 右位主动脉弓合并左位动脉导管呈"U"形环绕气管。A. 二维表现；B. CDFI表现

在气管的右侧形成"V"形征，不形成血管环。

（2）鉴别诊断

① 内脏反位时主动脉弓位于右侧，此时腹主动脉也位于右侧。

② 双主动脉弓左侧主动脉较细时，结合CDFI可显示左侧纤细主动脉弓内血流自前向后汇入降主动脉。

（3）临床意义及预后

① 右位主动脉弓在人群中的发病率约为1/1000，10%伴有心内畸形。右位主动脉弓约25%伴有法洛四联症，20%伴有右心室双出口，25%伴有永存动脉干。

② 对于孤立存在的右位主动脉弓亦需行染色体检查，尤应排除22q11微缺失综合征、21三体综合征和其他染色体非整倍体异常。右位主动脉弓合并椎干畸形时22q11微缺失综合征的风险增加。

③ 右位主动脉弓伴左侧动脉导管胎儿出生后若逐渐出现呼吸或吞咽困难等症状，需采取外科手术

治疗，无症状或者症状轻者只需要定期检测和保守治疗，多数轻症患儿随年龄增长症状逐渐消失。

4. 双主动脉弓

（1）超声表现

① 升主动脉长轴切面可见升弓部分分为左、右两个分支，三血管–气管切面上可见典型的"四血管征"。主动脉弓分叉处形成左、右两侧主动脉弓，环绕气管和食管。双弓于脊柱正前方和气管后方共同汇合成降主动脉，形成"O"形环（图6-17），或与动脉导管共同形成"9"字征。

② 三血管–气管切面上继续向头侧平移，可见左颈总动脉及左锁骨下动脉起自左侧主动脉弓，右颈总动脉及右锁骨下动脉起自右侧主动脉弓。

（2）鉴别诊断：若双主动脉弓的左侧主动脉弓较细，其与右位主动脉弓的左侧颈总动脉鉴别困难，应结合彩色多普勒仔细观察。

（3）临床意义及预后：双主动脉弓很少伴心内畸形，因血管环对气管和食管的压迫，双主动脉弓患儿出生后将逐渐表现为以呼吸系统为主的症状，需外科矫正。95%的患儿通过外科治疗可治愈，术

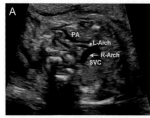
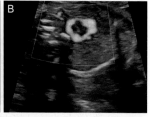

图6-17 双主动脉弓。A. 三血管–气管平面上可见典型的"四血管征"；B. CDFI显示"O"形环

后仍有呼吸系统症状的患者多与气管软化和气道梗阻有关。

十、 肺 动 脉 狭 窄（pulmonary artery stenosis, PAS）

1. 超声表现

（1）肺动脉瓣叶增厚、交界融合，瓣叶开放受限，收缩期瓣叶呈穹隆状为典型征象。肺动脉瓣下狭窄表现为右心室漏斗部肌性或纤维性狭窄致右心室流出道的梗阻。肺动脉瓣上狭窄表现为肺动脉主干或分支发育不全。

（2）右心室腔缩小，右心室肥厚，室间隔膨向左室侧。严重者可出现右心房增大和心力衰竭的表现。

（3）三血管切面上可见肺动脉狭窄后扩张（图6-18A）。

（4）CDFI可见右心室流出道或肺动脉内前向湍流信号，PW测肺动脉瓣口流速超过200 cm/s。动脉导管血流多为前向，病情严重时可出现反向血流。在中重度狭窄可伴有三尖瓣反流（图6-18B），在静

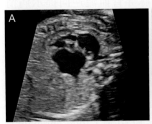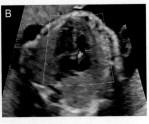

图 6-18　肺动脉瓣狭窄。A. 大动脉短轴切面示肺动脉瓣叶明显增厚，肺动脉瓣环内径宽约 3.5 mm，狭窄后扩张宽约 9.6 mm；B. 四腔心切面示三尖瓣反流信号

脉导管收缩期可见反向血流。

2. 鉴别诊断　肺动脉闭锁与肺动脉重度狭窄不易鉴别。前者不能显示跨肺动脉瓣前向血流，后者动脉导管内血流可以反向。

3. 临床意义及预后

（1）孤立性肺动脉狭窄在存活婴儿中约占0.73‰，占先天性心脏病活产儿的9%。出现染色体异常的概率较小。

（2）合并的心内畸形包括房间隔缺损、主动脉狭窄、三尖瓣狭窄及完全性肺静脉异位引流。除 Noonan 综合征、Beckwith-Wiedemann 综合征、Alagille 综合征和 Willams-Beuren 综合征等外，极少合并心外畸形。在双胎输血综合征（twin-twin transfusion syndrome, TTTS）双胞胎中受血儿发生肺动脉狭窄的概率非常高。

（3）轻度狭窄胎儿预后较好，仅需临床随访，无须干预。中重度肺动脉瓣狭窄至少需要球囊扩张，而瓣膜发育不全者则需要接受手术治疗。

（4）肺动脉狭窄胎儿应每 2～4 周复查一次超声，监测三尖瓣反流、右心室大小及动脉导管血流方向。右室发育不全和动脉导管血流逆向提示病情加重。

十一、肺静脉异位引流 (anomalous pulmonary venous connection, APVC)

1. 完全型肺静脉异位引流（total anomalous pulmonary venous connection, TAPVC）

（1）病理分型：根据四支肺静脉与右心房或

体静脉系统连接部位及途径的不同，分为以下四种类型：

① 心上型：四支肺静脉汇入肺静脉共干，经垂直静脉引流至左侧无名静脉和奇静脉，或直接引流至上腔静脉。

② 心内型：四支肺静脉汇入冠状静脉窦或汇入冠状静脉窦及无名静脉，共同汇入右心房或分别开口于右心房。

③ 心下型：四支肺静脉汇入肺静脉共干，经垂直静脉引流入下腔静脉、门静脉或静脉导管。

④ 混合型：四支肺静脉以不同的组合方式经不同途径汇入体静脉和（或）右心房的不同部位。

（2）超声表现

① 右心增大，左心房相对较小（图 6-19A）。

② 未见肺静脉与左心房相连。左心房后方可见粗大的肺静脉共干（图 6-19B），追踪观察引流至相应的病理解剖部位（图 6-19C、图 6-19D）。

③ CDFI：未见肺静脉血流信号进入左心房，可见肺静脉共干内的血流信号引流至相应的解剖部位。

2. 部分型肺静脉异位引流（partial anomalous pulmonary venous connection，PAPVC）

（1）分型

① 四支肺静脉的 1 ~ 3 支未与左心房连接，而是直接或间接引流入右心房（图 6-20）。

② 弯刀综合征：右肺及右肺动脉发育不全合并 PAPVC，右下肺静脉引流至下腔静脉，血管造影示右下肺静脉形似弯刀。当体循环动脉为发育不全的右肺供血时，诊断为肺隔离症。

（2）超声表现：四腔心切面、左心室长轴切面

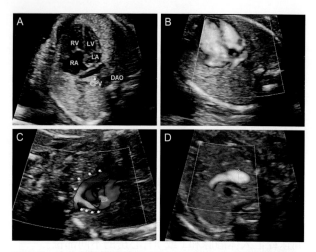

图 6-19　完全型肺静脉异位引流（心上型）。A. 左心房明显小，在左心房后方可见肺静脉共同腔；B. CDFI 显示四支肺静脉于左心房后方形成共同静脉腔；C. CDFI 显示共同静脉腔内血流经垂直静脉向上走行汇入左无名静脉；D. 无名静脉最宽处内径约 6 mm

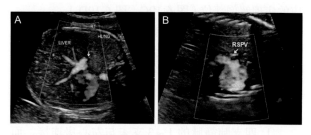

图 6-20　部分型肺静脉异位引流。A. 右下肺静脉由膈下汇入下腔静脉后注入右心房；B. 右上肺静脉直接汇入右心房

和主动脉弓长轴切面上可见异位走行的肺静脉。追踪探查走行途径可判断异位引流的类型。

　　3. 鉴别诊断

　　（1）部分型心内膜垫缺损，在完全型肺静脉异位引流（心内型）中肺静脉引流至冠状静脉窦并致其扩张，使Ⅰ孔房间隔显示不清而被误认为是缺损。

（2）引起左心发育偏小的疾病，如卵圆孔提前闭合、左心发育不全综合征、主动脉缩窄和肺发育不全或缺如等。应根据不同病变的不同声像图特点进行鉴别。

4. 临床意义及预后

（1）完全型肺静脉异位引流的发病率占活产新生儿的0.087‰，部分型肺静脉异位引流的发病率约占活产新生儿的0.048‰。

（2）完全型肺静脉异位引流的病情发展及自然预后与肺静脉是否梗阻、心房间交通情况相关。肺静脉回流通畅、房间隔缺损较大的患儿存活可能性比较大。一经诊断即应手术。若发生肺静脉梗阻，需急诊手术。就诊晚的胎儿应评估右心肺的阻力情况。心下型肺静脉异位引流、术前严重肺静脉梗阻及残余肺静脉梗阻是影响预后的危险因素。

（3）若单独一支肺静脉引流异常，暂不处理。若一支以上肺静脉引流异常合并房间隔缺损，考虑手术矫治。手术方式由肺静脉异位引流的解剖类型决定。

十二、永存左上腔静脉（persistent left superior vena cava, PLSVC）

1. 超声表现

（1）三血管–气管切面上显示在肺动脉左侧另发现一圆形无回声区（图6-21A），内径与右侧上腔静脉相当，位置左右对称，血流方向一致。

（2）冠状静脉窦增宽（coronary sinus, CS），直

径 3~7 mm（图 6-21B）。

（3）颈胸部左矢状旁切面上显示永存左上腔静脉长轴垂直下行汇入增宽的冠状静脉窦（图 6-21C）。

2. 鉴别诊断

（1）Ⅰ孔型房间隔缺损：其位置更靠前，同水平可显示完整的房室瓣膜启闭活动。若仅可显示瓣环，不显示瓣膜活动，则考虑为冠状静脉窦增宽。

（2）心上型肺静脉异位引流之垂直静脉：鉴别点为两者的血流方向不一致。

3. 临床意义及预后

（1）永存左上腔静脉的人群发病率为 0.3%~0.5%，在先天性心脏病婴儿中发病率为 5%~9%，在先天性心脏畸形胎儿中的发病率约为 9%。伴发的

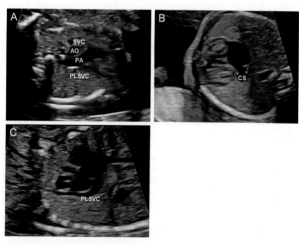

图 6-21　永存左上腔静脉。A. 三血管 - 气管切面上自左向右依次为永存左上腔静脉、肺动脉（PA）、主动脉（AO）及上腔静脉（SVC）；B. 冠状静脉窦宽约 4.6 mm；C. 永存左上腔静脉纵切图，引流入冠状静脉窦

心内畸形包括内脏异位综合征、左心室流出道梗阻和圆锥动脉干畸形。右上腔静脉缺失可与永存左上腔静脉同时存在。

（2）孤立性永存左上腔静脉胎儿出生后临床表现无异常，合并畸形者的预后取决于合并畸形的严重程度。

（3）出生后需外科手术、植入心内膜起搏器治疗，或在心脏介入检查时应仔细排查永存左上腔静脉的存在，避免体外循环时引起灌注肺。

十三、卵圆孔血流受限或提前闭合（foramen ovale restriction or closure, FOR/C）

1. 超声表现

（1）卵圆孔血流受限：二维超声示卵圆孔内径 ≤ 3 mm（图 6-22A），卵圆孔内径 / 主动脉内径 < 1/2。CDFI 示心房水平左向右分流速度 > 100 cm/s，心房水平左向右分流时肺静脉内血流频谱 S 峰、D 峰及 S/D 值均增加。

（2）卵圆孔提前闭合：心房水平无过隔血流

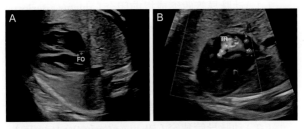

图 6-22　卵圆孔血流受限。A. 心脏横四腔切面显示卵圆孔内径约为 2.7 mm；B. 在三尖瓣可探及中大量反流信号

信号。

（3）四腔心切面显示左右心比例失调，右心扩大，三尖瓣反流（图6-22B），左心房、左心室及主动脉内径比例变小。

2. 鉴别诊断　应与左心发育不全相鉴别。表现为左心室明显变小，同时存在心内膜回声明显增强以及收缩功能明显降低的征象。卵圆孔血流受限或提前闭合不存在上述征象。

3. 临床意义及预后

（1）卵圆孔血流受限或提前闭合比较少见，发病率为0.2%～1%。

（2）因左心发育不全引起的卵圆孔血流受限或提前闭合者预后极差，仅少数出生后可存活。伴发大量心包积液或腹腔积液或其他心脏畸形者亦预后不佳，可根据情况建议终止妊娠。

（3）排除其他心内或心外畸形者预后良好。在严格胎儿超声心动图随诊下建议孕妇于孕龄合适及肺发育成熟情况下提前分娩。

十四、动脉导管异常

1. 超声表现

（1）动脉导管收缩或提前闭合（ductus arteriosus constriction/closure）：二维超声切面显示动脉导管管腔消失或不能清晰显示（图6-23A）。CDFI显示动脉导管血流消失，可出现三尖瓣重度反流，肺动脉瓣反流，静脉导管反向血流。严重者可致胎儿出现右心衰竭、心律失常和心包积液等。

（2）动脉导管狭窄（ductus arteriosus stenosis）：动脉导管收缩期血流速度大于200 cm/s时，舒张期

血流速度 > 100 cm/s。如狭窄程度轻，仅表现为流速加快；如狭窄程度重，则表现为动脉导管处血流变细、明亮，心胸比例增大（图 6-23B），肺动脉增宽，三尖瓣重度反流（图 6-23C、图 6-23D）。孕晚期发生动脉导管狭窄时，右心比例及肺动脉内径可在正常范围。

（3）动脉导管缺如（ductus arteriosus absence）：做出此诊断时需谨慎，其必然合并其他复杂的心血管畸形，如法洛四联症及肺动脉瓣缺如综合征。

（4）动脉导管瘤（ductus arteriosus aneurysm，DAA）：动脉导管走行弯曲且管径明显增宽，呈囊状或纺锤状。多与动脉导管提前闭合引起的窄后扩张有关。

2. 鉴别诊断　肺动脉瓣重度狭窄或闭锁及大动

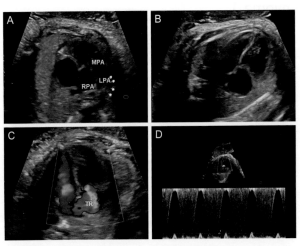

图 6-23　动脉导管提前闭合。A. 动脉导管管腔显示不清，透声差；B. 心胸比增大，达 0.70；C. 三尖瓣可探及大量反流信号；D. 三尖瓣反流速度达 330 cm/s

脉转位，动脉导管经常会很细小，此时与动脉导管缺如不易鉴别。

3. 临床意义及预后

（1）动脉导管收缩或狭窄胎儿的预后主要取决于严重程度、持续时间及发生阶段。程度较轻的病例预后良好，在去除引起动脉导管收缩的外部因素后可恢复正常，并需定期行胎儿超声心动图检查随诊。重症病，如动脉导管严重狭窄或提前闭合，应于胎儿发育成熟情况下尽早提前分娩。

（2）动脉导管缺如罕见，且必然合并其他复杂的心脏畸形，无有效的治疗方法，预后极差。

（3）动脉导管瘤的发生率高，多数病例显示有自愈倾向，预后良好。

十五、心脏横纹肌瘤（cardiac rhabdo-myoma）

1. **超声表现** 心肌内多发性结节状、均匀等回声或强回声团，边界清，多数位于室间隔或左右心室游离壁（图 6-24，图 6-25A、B）。50% 的横纹肌瘤可突入心腔内，造成流入道或流出道梗阻以及瓣

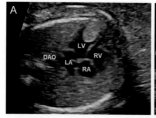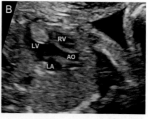

图 6-24 心脏横纹肌瘤。A. 四腔心切面显示左心室心尖部可探及中等偏高回声团；B. 左心室流出道切面显示该占位与室间隔关系密切

膜反流。若阻碍上、下腔静脉回流，则可引起胎儿心包积液以及非免疫性胎儿水肿。

2. 鉴别诊断　较小的心脏横纹肌瘤应与心室强回声点相鉴别。后者为位于心室乳头肌或腱索上的较小、离散性的结构，是与骨骼回声类似的强回声。

3. 临床意义及预后

（1）心脏横纹肌瘤为最常见的胎儿良性肿瘤。约占所有胎儿心脏肿瘤的58%。100%的多发心脏横纹肌瘤胎儿和50%的不单发心脏横纹肌瘤胎儿伴有结节性硬化症。主要特征为伴有其他器官异常尤其是中枢神经系统异常（图6-25C）。结节性硬化症为常染色体显性遗传病，有阳性家族史者占

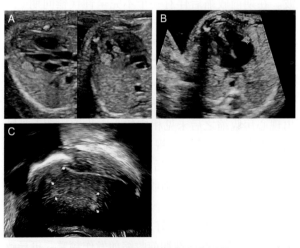

图6-25　心脏横纹肌瘤胎儿伴有结节性硬化症。A. 显示房室壁可见多处中高回声团，较大者位于左心室后壁，大小约为6 mm×5 mm×5 mm；B. 右侧房室瓣环中高回声团，直径约为3 mm；C. 脑实质内多发中高回声团，以额叶及枕叶明显为著，直径为3～7 mm

20%～30%。

（2）本病的致死率约为67%，临床预后取决于肿瘤的大小、数目、位置及其所造成的血流动力学影响。如肿瘤巨大，引起血流动力学紊乱，可危及胎儿生命，需尽早终止妊娠；如肿瘤较小，可随诊观察。约80%的病例有不同程度缩小的趋势，部分可自然消失。

十六、胎儿心律失常（fetal arrhythmia）

1. 胎儿房性期前收缩

（1）超声表现

① 房性期前收缩下传时可见一小的、提前出现的心房收缩波，其后伴随一个提前收缩的心室运动波。在期前收缩后伴有一个不完全性代偿间期（图6-26）。

② 多普勒超声检查可将多普勒取样容积置于心室的流入道、流出道或其交界处，记录血流频谱，以区别房性期前收缩有无传导。

（2）鉴别诊断：未下传型房性期前收缩，提前出现心房收缩之后未见相应的心室收缩运动，易被误认为房室传导阻滞而视为胎儿危象。

（3）临床意义及预后

① 偶发性房性期前收缩甚至是频发性下传性房性期前收缩多间断发生。若未诱发心动过速，无须临床特殊处理均预后良好。

② 非传导性房性期前收缩如发作频繁，可导致胎儿血流动力学异常。房性期前收缩呈联律或连发（如出现短阵房性心动过速）时，应密切观察及严格进行围生期管理，以便及时发现重症心律失常——

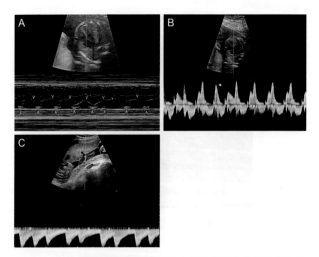

图 6-26　房性期前收缩。A. M 型超声示阵发性房性期前收缩并不规律下传；B. 多普勒频谱示心房提前出现收缩波；C. 脐动脉血流脉冲多普勒显示期前收缩二联律

室上性心动过速。

2. 胎儿快速型心律失常

（1）室上性心动过速（supraventricular tachycardia, SVT）

① 特点

- 在室上性心动过速心率为 220～240 次／分，心率快且规则，多呈 1∶1 或 2∶1 下传。

- 发生心房扑动时心房率规则，达 300～600 次／分，伴有不同程度的房室传导阻滞。心室率相对规律变慢，为 220～240 次／分。在此类胎儿中 80% 的病例房室传导阻滞以 2∶1 传导（图 6-27），其余以 3∶1 传导。

- 心房颤动为罕见的胎儿心动过速，心房率快

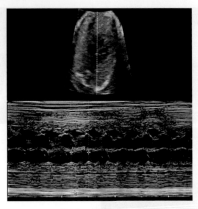

图 6-27　心房扑动。M 型超声示房室传导呈 2：1

速而不规则，伴有房室传导阻滞，心室率快且无规律变化。

② 超声表现

- M 型超声示心房及心室壁的运动对应上述各型快速型心律失常表现。

- 持续顽固的室上性心动过速可致胎儿心力衰竭。

③临床意义及预后

- 长 VA 间期的室上性心动过速少见且难以治疗，可能与横纹肌瘤有关。

- 心房扑动在快速性心律失常中占 10% ~ 30%，往往发生在妊娠晚期，常合并染色体异常、结构性心脏病或其他缺陷。心房扑动时胎儿水肿的发生率为 35% ~ 40%。

- 胎儿快速性心律失常为间歇性发作且无血流动力学影响时无须药物治疗，密切随访即可。持续快速心律失常需接受地高辛和普罗帕酮

（心律平）治疗，可根据胎儿孕周、室上性心动过速发作持续时间和心力衰竭程度采取不同的治疗方案。对阵发性室上性心动过速可应用常压氧疗法进行干预。

（2）窦性心动过速（sinus tachycardia, ST）

① 超声表现

- 胎儿心室率为 180~200 次/分，律齐。
- M 超示心房及心室壁的运动，表现为 1∶1 下传。

② 临床意义及预后

- 病因包括母体甲状腺功能亢进、发热、服用药物（如 β 类药物）和胎儿窘迫，有部分因胎动过频而引发短暂心动过速。
- 对持续性胎儿心动过速需要进一步检查，以排除胎儿宫内窘迫或更严重的快速型心律失常。
- 应明确潜在病因并积极治疗，必要时行常压氧疗法干预。

3. 胎儿房室传导阻滞（atrioventricular block，AVB）

（1）完全性房室传导阻滞

① 超声表现：M 型超声示心室率明显减慢，通常心室率在 50~70 次/分，心房率正常或略减慢，房室传导完全中断，心房和心室独立活动。

② 鉴别诊断：与窦性心动过缓及期前收缩未下传相鉴别，诊断本病时应明确房室传导形式及下传比例。

③ 临床意义及预后

- 常伴发于复杂重症先天性心脏病中，需首先排除先天性心脏病的可能。患有结缔组织病孕母及系统性红斑狼疮孕母的胎儿多有此症，并随妊娠期进展加重。这类胎儿自妊娠中期开始即出现心功能下降。

- 预后不佳，宫内药物干预效果不能持久，应密切监测，必要时建议终止妊娠。

（2）二度房室传导阻滞

① 分型

- 二度Ⅰ型：又称文式阻滞，出现文式现象，即 P-R 间期延长，直到一个心动周期脱落。Ⅰ型多见，阻滞部位基本在房室结，阻滞多为暂时性且多数可逆。心率通常不规则。
- 二度Ⅱ型：少见，阻滞部位较低，多在房室结以下，容易进展为三度房室传导阻滞，一般不可逆。心率慢、规则，呈 2 : 1 传导。

② 超声表现

- 心室率减慢或不齐，通常心室率 ≥ 100 次 / 分。
- 心胸比例增大或正常，有少量心包积液。

③ 鉴别诊断：需与窦性心动过缓和期前收缩未下传相鉴别。

④ 临床意义及预后

- 二度Ⅰ型房室传导阻滞通常发作较短暂，无须特别处理，需密切观察。如持续发作，应注意胎儿宫内缺氧等外周血流动力学的变化。
- 二度Ⅱ型预后差。随孕周进展，可能发展为完全性房室传导阻滞，宫内药物干预效果差，应密切监测，必要时建议终止妊娠。

（3）一度房室传导阻滞

① 超声表现：胎儿期 P-R 间期延长。P-R 间期 > 130 ms 提示房室传导时间轻度延长，P-R 间期

＞150 ms 可诊断一度房室传导阻滞（图 6-28）。

②临床意义及预后

• 在活产儿中发生率约为 1:11 000～1:22 000，其中 1%～2% 具有抗 SSA/RO 抗体，复发风险为 14%～17%。

• 除了少数与先天性心脏病有关外，多数与母亲患有自身免疫性疾病有关，如 SSA/SSB 抗体阳性或母亲患系统性红斑狼疮。

• 胎儿在任何情况下出现 P-R 间期 ＞150 ms，应检测母亲自身免疫性抗体并定期检测。

4. 房性期前收缩未下传及窦性心动过缓（sinus bradycardia, SB）

（1）超声表现

① 心动过缓或心律不齐。持续性房性期前收缩未下传导致心动过缓，心室率＜110 次/分，多为短阵或阵发性。持续性房性期前收缩未下传二联律

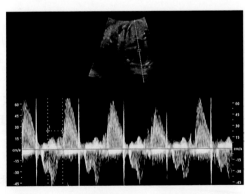

图 6-28　一度房室传导阻滞。P-R 间期为 158 ms

可出现明显心室率过缓，心室率为 60 ~ 80 次 / 分。发作持续 12 h 以上可出现脑保护轻微效应及房室瓣反流，胎儿心功能出现轻度改变。

② 窦性心动过缓，心律较规则（图 6-29）。

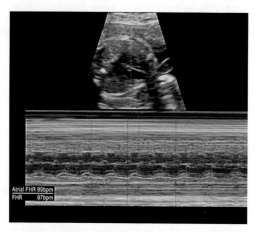

图 6-29　窦性心动过缓。心房率为 99 次 / 分，心室率为 97 次 / 分

（2）临床意义及预后

① 房性期前收缩呈联律持续出现未下传时应密切观察，注意因心室率过缓而产生胎儿宫内缺氧及持续性二、三联律转变为室上性心动过速。

② 持续性心动过缓尤其是心率低于 110 次 / 分时需动态观察，排除房室传导阻滞。孕晚期出现反复性胎儿心率减慢可能由胎儿宫内窘迫引起。

（范丽欣　王林林）

第七章
消化系统异常

一、食管闭锁（esophageal atresia, EA）

1. 超声表现

（1）超声不能直接显示闭锁段食管，因此，食管闭锁的产前超声诊断是推断性的，伴有或不伴有气管食管瘘的主要表现为胃泡小或不显示。另外，有羊水过多。

（2）闭锁以上食管囊状无回声区（图7-1），位于咽部无回声区的下方，气管的后方。下端为盲端，上端可与咽部无回声区相通。

2. 鉴别诊断

① 其他原因导致的胃泡过小和不显示，如胎膜

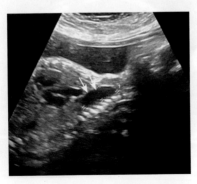

图7-1 箭头所示胎儿颈部囊状无回声区

早破及双肾发育不全。

②其他原因导致的羊水过多，如神经管缺陷、双胎输血综合征和妊娠糖尿病等。

③颈胸部囊性占位，如甲状舌骨囊肿、囊性畸胎瘤和先天性纵隔囊肿等。

3. 临床意义及预后　食管闭锁胎儿 40% 发生宫内生长迟缓，约有 6.6% 伴有染色体异常，主要包括 18 三体综合征和 21 三体综合征。合并其他部位畸形和染色体异常者预后非常差，出生后即可死亡，但无严重并发症且产后及时处理者，国外报道手术成活率可达 97%。

二、十二指肠闭锁（duodental atresia, DA）

1. 超声表现

（1）胎儿上腹横切时可见典型的"双泡征"，位于左侧者为胃，右侧者为扩张的十二指肠近段。两泡在幽门管处相通（图 7-2）。

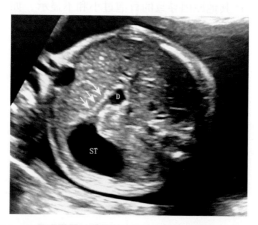

图 7-2　胎儿上腹部横切面呈"双泡征"。ST，胃；D，十二指肠

（2）羊水过多，可早在 19 周出现，约 50% 的十二指肠闭锁最终出现羊水过多。

2. 鉴别诊断　肠扭转不良、肠重复囊肿、胆道囊肿或肝囊肿，鉴别要点为是否能显示囊性结构与胃泡的相通。

3. 临床意义及预后　30% 的十二指肠闭锁胎儿患有 21 三体综合征。预后与闭锁部位及类型、有无伴发畸形以及是否感染等有关。染色体异常或与其他异常伴发时预后差，可导致胎儿死亡。单独发生者预后较好。

三、肠道扩张 (intestinal expansion)

1. 超声表现

（1）空、回肠扩张：扩张肠管位于胎儿中腹部，呈多个无回声区；小肠内径 > 7 mm；可显示肠蠕动与逆蠕动（图 7-3）；可有胎儿腹腔内钙化征象；

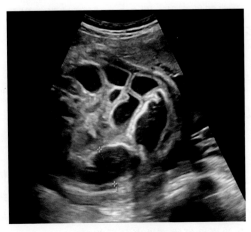

图 7-3　胎儿肠管增宽

可伴腹水。

（2）结肠扩张：结肠扩张随孕周增大而增大，正常胎儿结肠直径在 25 周时 < 7 mm，足月时不超过 18 mm。

2. 鉴别诊断　应与多囊肾、肠重复畸形和肠系膜囊肿等腹腔内其他囊性占位鉴别。腹腔内囊性占位通常位置不定，形态各异，不导致肠蠕动异常。

3. 临床意义及预后　合并染色体异常的可能性相对较低。判断胎儿预后的重要指标为是否有腹腔内钙化点以及是否合并其他畸形和异常。如有腹腔钙化点或合并其他畸形，则预后差。

四、胎粪性腹膜炎 (meconium peritonitis, MP)

1. 超声表现

（1）典型的胎粪性腹膜炎表现为腹腔内点状或线状钙化灶（图 7-4），腹腔积液，肠穿孔后胎粪包裹可出现假性囊肿（图 7-5），肠管扩张，以及羊水过多。

（2）不典型者也可以仅表现为腹水。

2. 鉴别诊断

① 各种类型的小肠闭锁或梗阻，但可以与胎粪性腹膜炎同时存在。

② 胆管钙化、肝及脾内钙化。

③ 21 三体综合征，表现为肠道回声增强。

3. 临床意义及预后　一般很少合并染色体异常。预后取决于引起胎粪性腹膜炎的原因。单纯腹膜腔内钙化灶可能为较轻型胎粪性腹膜炎，预后较好。合并囊性纤维变性者预后差。

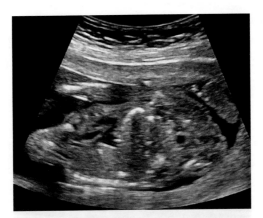

图 7-4 胎粪性腹膜炎腹腔内多个钙化灶

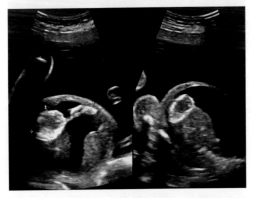

图 7-5 胎粪性腹膜炎腹腔包裹性囊肿，周边呈强回声

五、持续性右脐静脉（persistent right umbilical vein）

1. 超声表现

（1）胎儿腹部横切面门静脉窦呈管状弧形弯曲指向无回声的胃，胆囊位于脐静脉与胃之间（图

7-6）。

（2）部分持续性右脐静脉可不汇入右肝门静脉，而经肝旁汇入下腔静脉、上腔静脉或直接汇入右心房，此时静脉导管缺如。

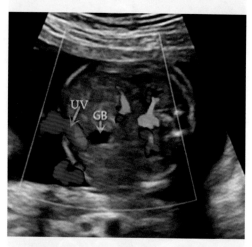

图7-6 胎儿胆囊位于脐静脉与胃之间。UV, 脐静脉；GB, 胆囊

2. 鉴别诊断　应与脐静脉曲张进行鉴别。

3. 临床意义及预后　可伴发心血管、肾、骨骼和神经系统畸形。预后取决于伴发畸形的严重程度，不伴其他结构畸形者预后较好，伴有其他结构畸形者预后差。

六、肝钙化灶（liver calcifications）

1. 超声表现

（1）肝内点状或团状强回声，较大者伴声影（图7-7），较小者可无声影。

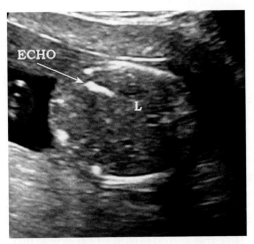

图 7-7　胎儿肝内强回声团。ECHO，强回声团；L，肝

（2）钙化灶可位于肝表面、肝实质内或肝内血管内。

2. 鉴别诊断　应与肝肿瘤内的不规则钙化灶鉴别。但钙化灶位于肿瘤内，超声可显示肿瘤回声。

3. 临床意义及预后　肝出现钙化时一定要注意有无其他部位的钙化，如颅内和腹腔，有无胎儿生长受限，此时要高度怀疑有无病毒感染。故建议行羊膜腔穿刺，以明确有无病毒感染。非感染引起的单纯肝内钙化灶预后较好。

七、腹壁发育异常

1. 脐膨出（omphalocele）

（1）超声表现

① 前腹壁中线处皮肤强回声中断，缺损，并可见一个向外膨出的包块。

② 包块内可含有肠管、肝和脾等内容物（图 7-8）。

③ 包块表面有一层线状强回声腹膜覆盖。

④ CDFI 显示脐带入口位于包块表面，可以在中央顶端，也可以偏于一侧。

（2）鉴别诊断

① 生理性中肠疝。

② 其他前腹壁异常：如腹裂、肢体壁畸形和泄殖腔外翻。

（3）临床意义及预后：60% 的患者可伴发其他畸形，40% 为染色体异常，多为 18 三体综合征和 21 三体综合征。小型脐膨出（仅有肠管膨出）胎儿发生染色体异常的风险达 67%，大型脐膨出（肝和肠管均膨出）胎儿发生染色体异常的风险为 16%。预后与膨出物多少及伴发畸形有关。

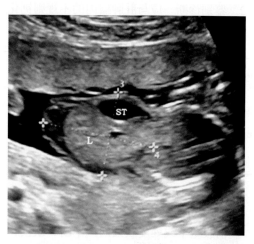

图 7-8　腹部横切面显示肝和胃向外膨出。L，肝；ST，胃

2. 腹裂畸形（gastroschisis）

（1）超声表现

① 脐带入口右侧腹壁皮肤强回声线连续性中断，通常＜2 cm，少数缺损位于脐旁左侧腹壁。

② 腹腔脏器脱出，以肠管为主，可有肝和胃泡，其表面无腹膜覆盖，在羊水内漂浮（图7-9）。CDFI可见脐带插入口正常，通常位于包块与腹壁交界处。

③ 腹围小于相应孕周。

④ 外翻肠管可增厚、水肿和扩张。

（2）鉴别诊断

① 其他前腹壁异常：如腹裂、肢体壁畸形和泄

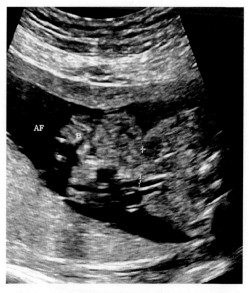

图7-9　腹横切面显示腹壁皮肤层回声中断，肠管向腹腔外突出，漂浮在羊水内。B，肠管；AF，羊水

殖腔外翻。

②羊膜带综合征。

（3）临床意义及预后：伴发畸形少见，很少合并染色体异常。预后与缺损大小有关。缺损＜1 cm时，因肠系膜血管受压，预后不良。腹壁缺损过大者，产后手术修补困难，并发症多。

（黄瑞娜）

第八章
常见泌尿生殖系统异常

一、肾不发育（肾缺如，renal agenesis）

1. 超声表现

（1）脊柱两侧或一侧肾窝内无肾回声（图 8-1）。

（2）患侧肾上腺呈条状平行于脊柱，呈"平卧征"（图 8-2）。

（3）患侧肾动脉不显示（图 8-3）。

（4）多数健侧肾代偿性增大。

（5）双侧肾缺如时，缺如羊水过少。

2. 主要鉴别诊断

（1）双侧肾缺如应主要与其他伴羊水过少的胎儿异常相鉴别：严重下尿路梗阻、双肾多囊性发育

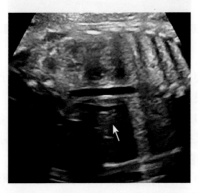

图 8-1　单侧肾缺如。冠状面示脊柱一侧未见肾回声（箭头）

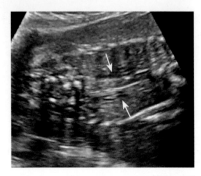

图 8-2　双侧肾缺如。肾上腺平卧征，箭头所指为平行脊柱排列的呈低回声的肾上腺

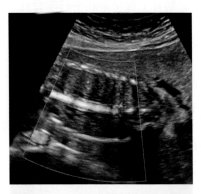

图 8-3　双侧肾缺如。冠状面上腹主动脉未见双侧肾动脉分支

不良、婴儿型多囊肾、双胎输血综合征、严重胎儿生长受限及胎膜早破。

（2）单侧肾缺如主要与肾发育不全、盆腔异位肾、交叉融合肾和多囊性肾发育不全相鉴别。

3. 临床意义及预后

（1）单侧肾缺如活产儿的发生率 1/1000，左侧多见，应除外异位肾、对侧肾结构异常及肾外异常。

（2）孤立性单侧肾缺如胎儿出生后存活率较高，但肾对缺血及毒物的敏感性增加，高血压的发生率为50%，应加强监测和随访。

（3）双侧肾缺如活产儿的发生率为1/4000，预后差，常伴羊水过少、肺发育不全和马蹄内翻足，可出现典型的Potter综合征（耳位低、眼距宽、鼻扁平、皮肤皱褶、四肢挛缩和肺发育不全等）。

（4）肾缺如可能与21三体综合征，45, X，以及22q11微缺失等染色体异常有关，可见于VACTERL综合征（脊柱畸形、肛门闭锁、心脏畸形、气管食管瘘、肾畸形及肢体异常）。

（5）女性胎儿可能合并生殖道畸形。

二、盆腔异位肾（pelvic kidney）

1. 超声表现

（1）一侧肾窝内呈"肾缺如"表现。

（2）盆腔异位肾最常见，常紧邻髂骨翼或膀胱周围（图8-4）。

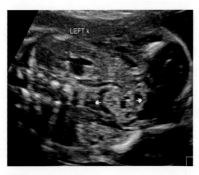

图8-4　冠状面上左肾位置正常，右肾小，位于盆腔内髂血管分支水平

（3）小于正常肾大小，可伴有形态及回声异常，不易与肠管鉴别，多于中晚孕期明确诊断。

（4）异位肾的供应动脉可来自主动脉或主动脉的分支。

（5）异位肾无功能时，健侧肾可有代偿性肥大。

2. 主要鉴别诊断

（1）单侧肾缺如。

（2）马蹄肾。

（3）盆腔内其他包块，如卵巢囊肿、梗阻部位的肠管和盆腔内的骶尾部畸胎瘤等。

3. 临床意义及预后

（1）活产儿的发生率为 1/713。

（2）如孤立出现，可定期复查超声至生后。出生后可无症状，总体预后较好。

（3）如合并其他结构异常，建议产前诊断。女性胎儿可能合并生殖道发育异常。

（4）近 1/2 的胎儿可能伴有不同程度的肾功能受损，出生后需长期随访，除外泌尿系统并发症，如尿路感染、肾结石和肾血管性高血压等。

三、重复肾（duplex kidney）

1. 超声表现

（1）单侧多见，双侧占 10%~20%。

（2）肾增大，在矢状面及冠状面上探及上下两个肾盂样回声，彼此不通，之间有肾实质回声（图8-5）。

（3）上极肾的肾盂扩张多见，伴肾盏明显扩张时可呈囊状。

（4）严重尿路梗阻可导致上极肾发育不全改变。

如皮质内出现囊肿，随孕周增加囊肿可消失，肾变小。

（5）上极异位输尿管最常见开口于膀胱三角区。

（6）上极异位输尿管因梗阻伴有不同程度的扩张，下极输尿管也可因膀胱输尿管反流而出现扩张（8-6）。

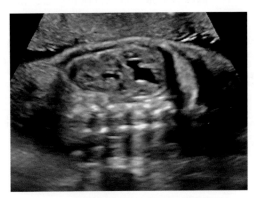

图 8-5　冠状面上显示上下两个肾盂样回声

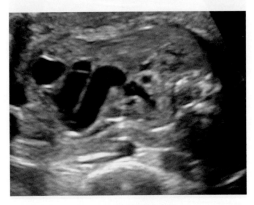

图 8-6　扩张的输尿管

（7）输尿管囊肿：表现为膀胱内输尿管开口处囊区，壁薄，大小可有规律性变化。较大囊肿可引起膀胱出口梗阻，可出现双肾积水表现（图8-7）。

（8）羊水过少：见于严重尿路梗阻。

2．主要鉴别诊断

（1）肾盂输尿管连接处梗阻：仅见一个肾盂样回声，不伴输尿管扩张，常见肾盂和肾盏扩张。

（2）膀胱输尿管反流：胎儿期可无表现，多于出生后确诊。

（3）先天性巨输尿管：输尿管扩张明显，肾盂和肾盏可正常。

（4）其他原因导致的肾增大：双肾多囊性发育不全、Beckwith-Wiedemann综合征、常染色体隐性遗传性多囊肾和肾肿瘤。

3．临床意义及预后

（1）本病为常见的先天性尿路畸形，无集合系

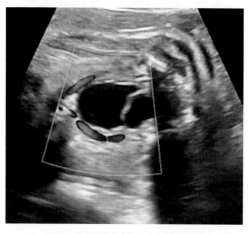

图8-7 膀胱内输尿管开口处囊肿

统扩张，生后可无症状。

（2）在约 50% 的女性胎儿重复肾合并生殖道畸形。

（3）约 50% 的重复肾伴有输尿管囊肿。

（4）预后取决于伴有尿路梗阻以及出生后反复尿路感染者的肾受损程度。如能在产前发现尿路梗阻，出生后及时应用抗生素预防，可降低感染风险，有利于尽早手术干预。

（5）发生染色体异常的风险不增加。

四、马蹄肾（horseshoe kidney）

1. 超声表现

（1）双肾位置低，肾下极在脊柱前方不同程度地融合，呈马蹄形（图 8-8）。

（2）融合部为肾实质样回声或呈高回声的纤维束。

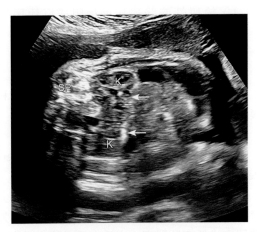

图 8-8　横切面：脊柱（SP）前方双肾下极融合（箭头所指）

（3）多伴有肾旋转不良。

（4）肾动脉可起源于主动脉、髂动脉或肠系膜动脉等。

2. 主要鉴别诊断　应与交叉异位融合肾相鉴别。在后者两肾位于同侧，上下极相融合。

3. 临床意义及预后　马蹄肾的发生率为1/400，1/3伴有生殖道、心脏、骨骼及泌尿系其他畸形。Turner综合征是最常见的染色体异常。出生后常见的并发症有肾结石及泌尿系感染。

五、尿路扩张（urinary tract dilation, UTD）

尿路扩张是指各种原因引起的胎儿肾集合系统扩张。

1. 尿路扩张的常见原因

（1）50%～70%为一过性或生理性。

（2）肾盂输尿管连接处梗阻占10%～30%。

（3）膀胱输尿管反流占10%～40%。

（4）输尿管膀胱连接处梗阻或巨输尿管占5%～15%。

（5）多囊性肾发育不全占2%～5%。

（6）后尿道瓣膜占1%～5%。

（7）其他：输尿管囊肿、异位肾、重复肾和梅干腹综合征等。

2. 中晚孕期超声评价要点

（1）最主要的超声表现为肾盂前后径（anterior-posterior renal pelvis diameter, APRPD）增宽。

（2）在横切面上评价肾盂宽度，在纵切面上评价肾盏宽度，并除外重复肾畸形。肾实质回声为正常等回声或低于肝回声，实质内无囊肿。评价肾皮质厚度。

（3）输尿管是否扩张，膀胱形态及膀胱壁回声。

（4）羊水量评估。

3. 胎儿尿路扩张的风险分层评价　见表8-1至表8-3。

4. 肾盂输尿管连接处梗阻（ureteropelvic junction obstruction, UPJ-O）

（1）超声表现

① 单侧或双侧肾盂、肾盏扩张，但不伴有输尿管及膀胱尿路扩张。

② 横切面上肾盂及肾盏呈不同程度的分离，冠状面上扩张的肾盂下端形态圆钝，呈"子弹头"样指向输尿管。扩张的肾盏与肾盂相通。严重扩张时，肾盏形态扁平，与肾盂分辨困难（图8-9）。

③ 肾增大，严重梗阻时肾皮质受压，明显变薄。

④ 继发的梗阻性肾发育不全：皮髓质界限不清，肾实质回声增强，继而可见实质内囊肿。

⑤ 肾周围尿性囊肿：肾盂和肾盏压力过大导致肾实质破裂，尿液聚集在肾周围。超声表现为肾周围的无回声囊区（图8-10）。

（2）主要鉴别诊断

① 正常肾锥体：呈低回声，易与肾盏混淆。椎体位置较肾盏更表浅，呈三角形。

② 多囊性发育不全肾：肾实质内大小不等的囊区彼此不相通。

③ 下尿路梗阻引起的肾盂肾盏扩张，如后尿道瓣膜、梅干腹综合征和膀胱输尿管反流（在产前难以诊断）：膀胱及输尿管扩张明显，肾盂和肾盏扩张为继发表现。

表 8-1　尿路扩张产前超声诊断及分级

肾盂前后径宽度 (mm)	低危（UTDA1）		中高危（UTDA2-3）	
	16～27⁺⁶ w	≥ 28 w	16～27⁺⁶ w	≥ 28 w
肾盂前后径宽度 (mm)	宽度 <7	7～10	7≤宽度 <10	≥ 10
肾盏扩张	无	正常	扩张	
实质厚度	正常		薄	
实质回声	正常		异常，皮髓质分界不清，皮质囊肿	
输尿管	正常		扩张	
膀胱	正常		壁增厚，输尿管囊肿，后尿道扩张	
羊水过少	无		有	

引自：Nguyen HT, Benson CB, Bromley B, et al. Multidisciplinary consensus on the classification of prenatal and postnatal urinary tract dilation (UTD classification system). J Pediatr Urol, 2014, 10(6):982-998.

表 8-2 尿路扩张产后超声诊断及分级

	低危（UTDP1）	中危（UTDP2）	高危（UTDP3）
肾盂前后径宽度（mm）	10≤宽度<15	≥15	≥15
肾盏扩张	中央/无	外周	外周
实质厚度	正常	正常	薄
实质回声	正常	正常	异常，皮髓质分界不清，皮质囊肿
输尿管	正常	扩张	扩张
膀胱	正常	正常	壁增厚，输尿管囊肿，后尿道扩张

引自：Nguyen HT, Benson CB, Bromley B, et al. Multidisciplinary consensus on the classification of prenatal and postnatal urinary tract dilation (UTD classification system). J Pediatr Urol, 2014, 10(6):982-998.

表 8-3 尿路扩张产前及产后随访

	低危（UTDA1）	中高危（UTDA2-3）
产前	至少孕32w后复查	最初孕4~6w复查
产后	首次超声：产后48h至1个月内；再次复查超声：1~6个月后	首次超声：产后48h至1个月，之后根据情况复查
其他	必要时评价染色体风险	专科就诊

引自：Nguyen HT, Benson CB, Bromley B, et al. Multidisciplinary consensus on the classification of prenatal and postnatal urinary tract dilation (UTD classification system). J Pediatr Urol, 2014, 10(6):982-998.

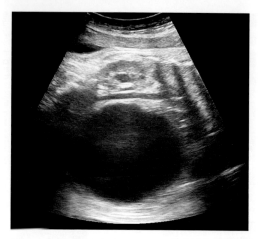

图 8-9　肾盂和肾盏均扩张，肾盂下端呈"子弹头"样

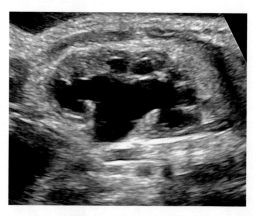

图 8-10　肾周围尿性囊肿

（3）临床意义及预后

①肾盂输尿管连接处梗阻为产前超声最常见的尿路扩张原因，总体预后良好，单侧较双侧预后好，

多数出生后自然消退，无须处理。

② 绝大多数产前无须干预。如产前肾盂宽度超过 10 mm，出生后需评价梗阻程度及肾功能。若肾功能受损，可采取手术治疗。

③ 中孕期肾盂增宽发生 21 三体综合征的似然比为 1.5 ~ 1.6。孤立性出现时，无须行有创产前诊断。

④ 累及双侧肾的严重梗阻、孤立肾合并肾盂输尿管连接处梗阻、较早出现羊水过少及肺发育不全及合并其他系统畸形是不良预后的因素。

5. 后尿道瓣膜（posterior urethral valves, PUV）

（1）超声表现

① 胎儿外生殖器为男性特征。

② 明显扩张的膀胱，可占据整个腹腔。膀胱壁增厚，回声粗糙。

③ 后尿道瓣膜呈"钥匙孔"样与膀胱相通，以及膀胱扩张，为后尿道瓣膜的典型表现（图 8-11）。

④ 可出现双侧输尿管扩张及肾盂、肾盏扩张，程度不一。

⑤ 可出现梗阻性发育不全肾的表现。

⑥ 羊水过少。

⑦ 梗阻严重时膀胱破裂，在腹腔内可探及尿性腹水，肠管钙化回声增强。肾集合系统破裂，形成肾周围尿性囊肿。

（2）鉴别诊断

① 其他表现为膀胱扩张的畸形，如尿道闭锁和梅干腹综合征：但这两者均不出现"钥匙孔"征，而且无性别差异。

② 腹腔内其他囊性包块：如女性胎儿卵巢囊肿

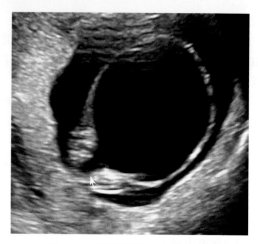

图 8-11　后尿道瓣膜呈"钥匙孔"样

及严重的肠管扩张。

（3）临床意义及预后

① 总体死亡率为 25%～50%，其中 90% 合并羊水过少。羊水过少是影响不良预后的因素，肺发育不全是新生儿死亡的主要原因。

② 如羊水量正常，尿路扩张无进行性加重，则预后相对较好。肾功能损伤程度决定远期预后。在存活者中约有 45% 发生远期肾功能不全。

③ 需除外染色体异常。

④ 对于尿路梗阻进行性加重并羊水过少者，产前充分评价后可考虑宫内介入治疗，在超声引导下经皮膀胱 - 羊膜腔穿刺分流术可改善宫内肺发育不全。

六、肾回声异常

1. 常染色体隐性遗传性多囊肾 (autosomal recessive polycystic kidney disease, ARPKD)

（1）超声表现

① 双肾明显增大伴回声增强是典型的超声表现。肾明显大于相应孕周的 2 个标准差以上。

② 肾可表现为弥漫性回声增强或髓质回声增强，囊区少见，故又称"大白肾"（图 8-12）。

③ 膀胱不可见。

④ 羊水过少。

⑤ 胸廓横径或胸围明显小于正常提示肺发育不全可能。

⑥ 多数于孕 24 周前发现。

（2）主要鉴别诊断

① 13 三体综合征：多发畸形，50% 可见肾增

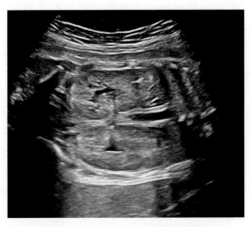

图 8-12 肾增大，弥漫性回声增强

大，回声增强，但常可见肾囊肿。

②Meckel-Gruber 综合征：典型超声表现为肾多囊性改变、枕后脑膨出和轴后性多指。

③Beckwith-Wiedemann 综合征：巨大儿、脐膨出和巨舌。肾增大，但形态及回声正常。

④双侧多囊性发育不全肾：肾实质内为肉眼可见的大小不等的囊肿。

⑤常染色体显性遗传性多囊肾：多数于孕期无表现，部分在晚孕期出现肾囊肿，皮质回声增强，但多数皮髓质界限清晰，肾正常大小或中度增大，羊水量正常。

（3）临床意义及预后

①产前超声怀疑常染色体隐性遗传性多囊肾时，应进行遗传咨询及 *PKHD1* 基因检测以明确诊断，同时检测父母及家族内先证者的基因。再次妊娠复发的风险为 25%。

②预后差。

③确诊后建议终止妊娠，引产胎儿建议进行尸检。

2. 常染色体显性遗传性多囊肾 (autosomal dominant polycystic kidney disease, ADPKD)

（1）超声表现：尽管常染色体显性遗传性多囊肾患者多数于成年后出现临床表现，但超声表现可明显早于临床表现，部分胎儿期可发现肾回声异常。

①肾中度增大，双侧可不对称，肾皮质回声增强，髓质回声相对减低，羊水量正常（图 8-13）。

②肾实质内囊肿，肾明显增大，皮髓质界限不清。

③同时检查胎儿父母双方腹部超声，可表现为

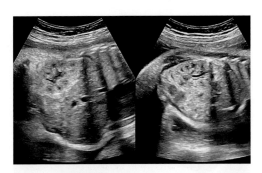

图 8-13　肾皮质回声增强，有常染色体显性遗传性多囊肾家族史，通过产前基因诊断证实

肾多囊样改变。

（2）主要鉴别诊断：其他累及双侧肾的表现为肾回声增强或肾增大的疾病，如常染色体显性遗传性多囊肾、多囊性肾发育不全、梗阻性囊性肾发育不全和 Meckel-Gruber 综合征等。

（3）临床意义及预后

① 产前超声可疑诊断时，需询问家族史，并对胎儿父母及祖父母进行超声检查。

② 确诊需进行 *PKD1* 及 *PKD2* 基因诊断。

③ 胎儿期无羊水量减少提示肾功能正常，预后较好。通常于 40 ~ 50 岁以后出现慢性肾功能不全和高血压等并发症。如羊水过少，则预后不良。

3. 多囊性肾发育不全（multicystic dysplastic kidney，MCDK）

（1）超声表现

① 单侧多囊性肾发育不全：肾实质内充满大小和形态不等的囊区。囊区之间肾实质回声增强，肾明显增大，对侧肾可以代偿性增大（图 8-14）。

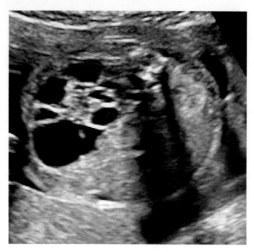

图 8-14　一侧多囊性肾发育不全

② 双侧多囊性肾发育不全：双侧肾多囊性改变，膀胱不显示，羊水过少。

③ 对侧肾可合并其他泌尿系畸形：肾盂输尿管连接处梗阻、肾缺如、对侧肾发育不全和膀胱输尿管反流。

④ 可合并盆腔异位肾、马蹄肾和重复肾。

⑤ 羊水量取决于是否累及双侧及对侧肾是否异常。

⑥ 某些胎儿综合征常合并有多囊性肾发育不全，如 Meckel-Gruber 综合征、13 三体综合征及 18 三体综合征。

（2）主要鉴别诊断

① 肾盂输尿管连接处梗阻：肾盂和肾盏扩张，彼此相通。

② 梗阻性囊性肾发育不全：早期皮质内囊肿多分布于包膜下，肾脏小，回声增强。

③ 常染色体隐性遗传性多囊肾：双肾明显增大，回声弥漫性增强，通过基因检测可明确诊断。

④ 输尿管扩张：扩张的输尿管呈囊状但迂曲相通，肾形态可正常。

（3）临床意义及预后

① 单侧多囊性肾发育不全：90%的多囊性肾发育不全无肾功能，出生后9个月至10年内19%～74%的患儿肾可能萎缩消失，多数发生于生后18个月内。对侧肾代偿性增大，预后较好。孕期监测肾发育及羊水量。如出生后无严重并发症，可保守处理。

② 双侧肾多囊性肾发育不全或合并对侧肾严重异常时为致死性，在胎儿期可出现羊水过少和肺发育不全。

③ 如孤立出现，不增加染色体异常风险；如合并肾外畸形，需除外相关胎儿综合征如 Meckel-Gruber 综合征、13 三体综合征和 18 三体综合征等，建议进行遗传学检查。

4. 梗阻性肾发育不良（obstructive renal hypoplasia, ORH）

（1）超声表现

① 同时伴有严重尿路梗阻超声表现，如下尿路梗阻及双侧肾盂输尿管连接处梗阻。

② 肾实质回声增强，皮髓质界限不清。

③ 皮质内囊肿：早期在皮质外周包膜下呈串珠样，后期可表现为大小不等的囊肿，甚至充满整个肾实质（图 8-15）。

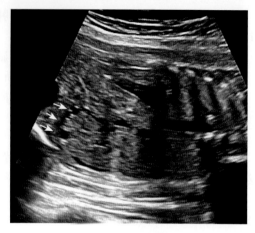

图 8-15　箭头所指为梗阻性多囊肾皮质外周小囊区

④ 肾正常大小或增大，晚期肾缩小。

⑤ 双侧受累时羊水过少。

（2）主要鉴别诊断

① 多囊性肾发育不全：肾增大，肾实质内多发囊肿且互不相通。

② 严重肾积水：肾盂和肾盏扩张且相通，肾实质回声可正常。

③ 非梗阻性肾发育不全：肾体积小，可伴有回声增强。

④ 常染色体隐性遗传性多囊肾：双肾明显增大，回声弥漫性增强，通过基因检测可明确诊断。

（3）临床意义及预后：产前超声发现梗阻性肾发育不全提示肾功能受损，预后取决于是否累及双侧肾及残余正常肾单位的数量。累及双侧时预后差。

七、肾上腺回声异常

1. 肾上腺出血（adrenal hemorrhage）

（1）超声表现

① 随出血时间而变化：急性出血呈无回声，凝血时呈类实性高回声团或混合性回声（图 8-16），血块液化后回声呈单纯囊性。

② 可呈多房囊性。

③ 团块周边可见血流信号，内部无血流信号。

④ 右侧较左侧多见。

（2）主要鉴别诊断

① 成神经细胞瘤：内部回声增高，囊实性，少数也可表现为囊性，但内部回声不会短时间内发生明显变化。

② 膈下型肺隔离症：与肾上腺关系不密切，可

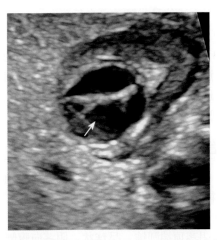

图 8-16　箭头所指为肾上腺实质内出血，外周低回声为肾上腺组织

见来自主动脉的血供。

③肾肿物：为实性或囊性，来源于肾实质内。

（3）临床意义及预后：为良性，多数自然吸收。可定期进行超声复查以监测大小。

2. 肾上腺肿瘤 以神经母细胞瘤（neuroblastoma）最常见，此处主要对其讲解。

（1）超声表现

①肾上腺回声不清。

②肾上腺区实性或混合性回声团，少数可为囊性，其内可见较厚分隔。

③内部可见血流信号。

④肿物较大或有转移时，可伴有胎儿水肿。

（2）主要鉴别诊断

①膈下型肺隔离症：与肾上腺有界限，多为实性偏高回声。

②肾上腺出血：易混淆，出血时也可为混合回声，但无血流信号，随访可自行消失。

③肾重复畸形：肾上腺回声正常。

（3）临床意义及预后：神经母细胞瘤为最常见的先天性恶性肿瘤，在胎儿期少数可自行消退，多数肿瘤进展不明显，并发症少见。多数胎儿期的神经母细胞瘤分期及预后较好。

八、胎儿生殖道畸形

1. 尿道下裂（hypospadias） 产前明确诊断困难，只能通过阴茎和阴囊的形态异常推断。

（1）超声表现

①阴茎顶端圆钝，呈球状，阴茎向腹侧弯曲。

②在正中矢状面下尿道的线状低回声不连续，

未达阴茎头。排尿时，彩色多普勒显示尿流呈扇形且开口不在阴茎头。

③ "郁金香"征：指在阴囊之间探及小阴茎，提示严重下裂（图 8-17、图 8-18）。

④ 相关畸形：40% 合并上尿路畸形，7%～10% 合并隐睾和腹股沟疝，7%～9% 合并其他系统畸形。

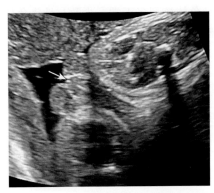

图 8-17　"郁金香"征，箭头所指为两侧阴囊之间的阴茎

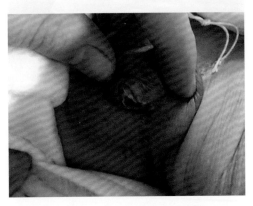

图 8-18　图 8-17 胎儿出生后证实为尿道下裂

（2）主要鉴别诊断

① 阴蒂增大：需除外肾上腺皮质增生症。

② 小阴茎：形态小，但尿道开口正常。

③ 膀胱外翻：前腹壁缺损，膀胱不可见，膨出物为膀胱壁，易误认为是阴茎。

（3）临床意义及预后：男性胎儿发生率为1∶200～1∶250，对于轻型尿道下裂产前超声不易发现。染色体核型多正常，少数与性染色体数目异常及非整倍体有关。

2. 卵巢囊肿（ovarian cyst）

（1）超声表现

① 见于女性胎儿。

② 囊肿位于一侧下腹部及盆腔内（图 8-19）。

③ 如囊内出现液 – 液分层现象或回声由无回声或低回声变成高回声，需考虑囊肿扭转。

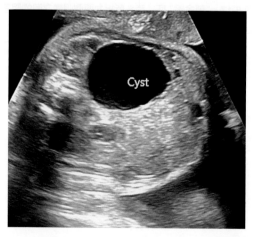

图 8-19　女性胎儿下腹部无回声囊肿，出生后证实为卵巢囊肿

（2）主要鉴别诊断

① 泌尿系统异常：如多囊性肾发育不全和尿路扩张。

② 消化系统异常：如肠管扩张、肠重复畸形和胆总管囊肿等。

（3）临床意义及预后：卵巢囊肿是女性胎儿下腹部囊肿的常见原因。如超过 6 cm，发生出血及扭转的风险增加，但不是提前终止妊娠的指征。多数出生后半年内可能自行吸收。如出生半年后囊肿持续存在、大于 5 cm 或进行性增大，可考虑手术治疗。

九、常见泌尿生殖系统相关综合征

1. Beckwith-Wiedemann 综合征（Beckwith-Wiedemann syndrome, BWS）

（1）超声表现

① 巨舌征：多次扫查均可见胎儿的舌持续伸出口外。因吞咽困难，常伴羊水过多。

② 巨大儿：肝及肾体积增大导致腹围测量值增大。多数肾皮髓质界限清晰，肾回声可增强或正常。

③ 脐膨出：通常较小。

④ 部分表现为胎盘增厚，提示胎盘功能不良。

（2）主要鉴别诊断

① 妊娠糖尿病引起的巨大儿。

② 常染色体隐性遗传性多囊肾。

③ 多囊性肾发育不全。

（3）临床意义及预后：分娩时巨大儿难产及母体发生先兆子痫的风险增加。出生后新生儿因气道梗阻，可发生呼吸及喂养困难，易发生严重低血糖，造成新生儿死亡的主要原因是早产及心力衰竭。患儿易患胚胎性肿瘤。本病与染色体 11p15 区基因异常相关。如产前诊断明确，可建议终止妊娠。

2. Meckle-Gruber 综合征（Meckel-Gruber syndrome）

（1）超声表现

① 在 95% 以上的病例肾表现为囊性发育不全，肾明显增大，回声增强，膀胱小或不显示（图 8-20）。

② 枕部脑膨出（图 8-21），占 60%～80%，其他还可见 Dandy-Walker 畸形、小头畸形、胼胝体缺如和脑室扩张等。

③ 轴后性多指（趾）畸形（图 8-22）。

④ 羊水过少。

（2）主要鉴别诊断

① 与肾囊性疾病相鉴别，如常染色体隐性遗传性多囊肾和双侧多囊性肾发育不全。

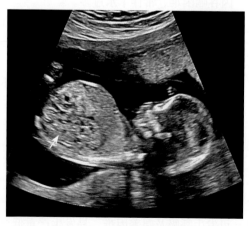

图 8-20　肾呈多囊性改变

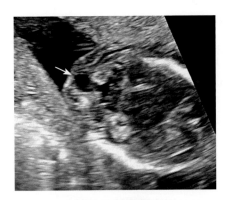

图 8-21 枕部脑膨出

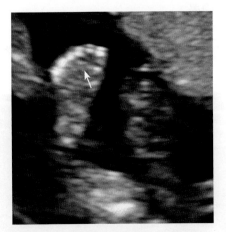

图 8-22 多趾畸形

②Joubert 综合征和 Bardet-Biedl 综合征。

③13 三体综合征：同样可以表现为肾囊性发育不全、中枢神经系统畸形和轴后性多指，通过染色体核型分析可明确诊断。

（3）临床意义及预后

① 致死性：羊水过少可导致肺发育不全，故大多数胎儿在宫内死亡或出生后几小时内死亡。

② 常染色体隐性遗传：常见致病基因位于17q12。

3. 梅干腹综合征（Prune-Belly syndrome）

（1）超声表现

① 腹壁薄，膀胱明显扩张，膀胱壁菲薄（图8-23）。

② 伴有双侧输尿管扩张和肾积水，肾实质回声增强伴囊肿，符合梗阻性肾发育不全表现。

③ 隐睾。

④ 羊水过少。

（2）主要鉴别诊断：主要与后尿道瓣膜鉴别。

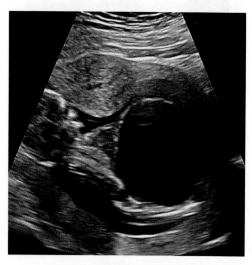

图8-23 腹壁菲薄，膀胱明显扩张

（3）临床意义及预后

① 10% 的胎儿合并心脏畸形。

② 预后取决于肾功能受累程度及羊水量。约 60% 的概率发生新生儿死亡。存活者中 50% 的患儿伴有慢性肾功能不全。

③ 尿路梗阻可引起肾功能不全、羊水过少、肺发育不全及尿性腹水。发现梗阻时可以选择经皮膀胱 - 羊膜腔分流术。

4. 泄殖腔畸形（cloacal malformation） 由于胚胎期泄殖腔分化异常导致泌尿道、生殖道和直肠开口于共同腔室。

（1）超声表现

① 典型表现为膀胱后方盆腹腔正中囊性包块，内可伴有分隔，呈双叶征，提示双子宫或双阴道内积液。囊性肿物可随孕周而增大。囊性肿物呈圆锥状，顶端朝向会阴（见图 8-24 至图 8-26，为同一胎儿）。

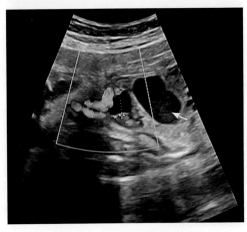

图 8-24　膀胱后方囊性包块

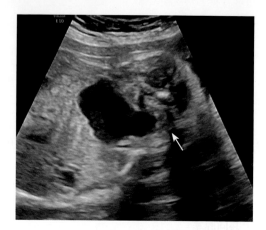

图 8-25　矢状面囊区顶端指向会阴（箭头处）

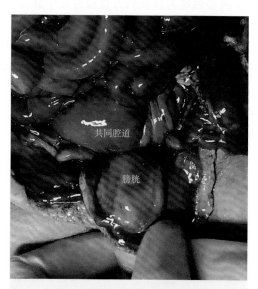

图 8-26　引产后证实为泄殖腔畸形，女性胎儿，同时伴一侧多囊肾，染色体核型正常

② 伴随其他泌尿系统畸形，如肾积水、多囊肾、肾缺如和输尿管扩张等。

③ 可伴有肠管扩张表现，肛门靶环征不明显。

④ 羊水过少。

（2）主要鉴别诊断

① 卵巢囊肿：外生殖器为女性，多位于膀胱一侧上方。

② 肠管扩张：可伴有肠壁蠕动现象，形态不规则。

③ 肾积水：肾盂、肾盏及输尿管可见扩张。

④ 多囊性肾发育不全：肾增大，肾实质内多发囊肿且互不相通。

（3）临床意义及预后：罕见，以累及女性胎儿为主。如无阴道积液表现，产前超声诊断困难。明确诊断及分型需产后证实。出生后需行泌尿生殖及肠道重建手术。治疗效果取决于畸形的严重程度和共同腔道的大小。

（张潇潇）

第九章
骨骼系统异常

骨发育异常性疾病纷繁复杂，通过产前超声明确诊断往往困难。超声诊断的主要目的是区分致死性和非致死性骨发育异常。

一、致死性骨骼发育不全

致死性骨发育不全的表现包括：
- 长骨严重短小，通常小于 4 个标准差。
- 胸廓狭小，短肋，心胸比增大。
- 股骨长 / 腹围比值＜ 0.16。
- 有明显骨弯曲和骨折。

1. 致死性侏儒（thanatophoric dysplasia, TD）分为 I 型和 II 型。

（1）超声表现

① 严重短肢，胸腔狭小。

② I 型的超声特征为长骨短而弯曲，呈"听筒样"（图 9-1）。

③ II 型的超声特征为"三叶草形"头（图 9-2）。

（2）主要鉴别诊断：其他致死性骨发育不全，如软骨不发育和成骨不全等。

（3）临床意义及预后：本病是最常被诊断的新生儿致死性骨骼发育不全性疾病，多在孕中期诊断，为成纤维细胞生长因子受体（fibroblast growth factor receptor, FGFR）基因突变引起。

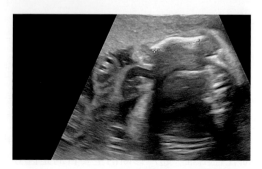

图 9-1 孕 26 周，长骨短而弯曲，呈"听筒样"

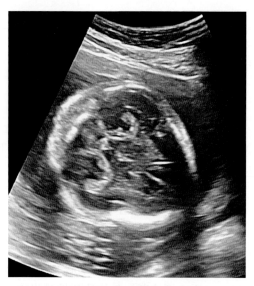

图 9-2 "三叶草形"头

2. 软骨不发育（achondrogenesis） 分为Ⅰ型和Ⅱ型。

（1）超声表现

① 四肢极其短小。

② 头颅大。

③ 椎骨骨化差。

④ 胸腔狭小，呈哑铃状及肺发育不全（图 9-3）。

⑤ Ⅰ型伴肋骨骨折，Ⅱ型无肋骨骨折。

（2）主要鉴别诊断：其他致死性骨发育不全，如软骨不发育和成骨不全等。

（3）临床意义及预后

① 致死性。

② Ⅰ型为常染色体隐性遗传，Ⅱ型为常染色体显性遗传。

3. 成骨不全（osteogenesis imperfecta）Ⅱ型

（1）超声表现

① 长骨短粗伴多发骨折（图 9-4）。

② 颅骨骨化不全。

③ 肋骨短，多发骨折。

（2）主要鉴别诊断：其他致死性骨发育不全，

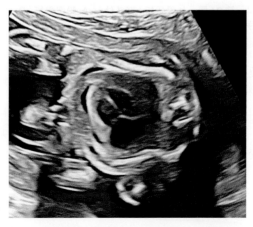

图 9-3 孕 24 周，胸廓狭小，肋骨凹陷，心胸比增大

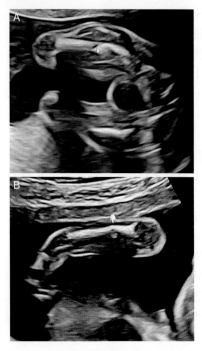

图9-4 孕24周，长骨骨折（箭头处）。A.股骨骨折；B.桡骨骨折（手指处）

以及成骨不全的其他型。

（3）临床意义及预后

① 致死性。

② 为常染色体显性遗传，编码胶原蛋白的基因突变。

4. 肢体屈曲症

（1）超声表现

① 长骨短。

② 轻中度骨弯曲，胫骨向前弯曲，腓骨短。

③胸廓狭小。

④指节短，足内翻。

⑤小下颌，耳位低。

⑥锁骨及肩胛骨发育不全。

（2）主要鉴别诊断：其他致死性骨发育不全。

（3）临床意义及预后：致死性，为常染色体显性遗传。

5. 低磷酸酯酶症

（1）临床表现

①长骨极短。

②颅骨及脊柱骨化不全，胸椎尤其明显。

③胸廓狭小。

（2）主要鉴别诊断：其他致死性骨发育不全。

（3）临床意义及预后

①致死性。

②碱性磷酸酶基因突变，常染色体显性或常染色体隐性遗传。

二、非致死性骨骼发育不全

1. 软骨发育不全（achodroplasia/hypochondro-plasia）

（1）超声表现

①为中孕晚期及晚孕期出现的长骨短小。

②长骨短粗弯曲，短指，三叉戟手畸形。

③颅骨巨大。

④肋骨短粗，胸廓呈古钟状。

⑤可合并羊水过多和脑积水。

（2）主要鉴别诊断：致死性骨发育不全、染色体畸形和胎儿生长受限等。

（3）临床意义及预后：为最常见的遗传性侏儒，与父龄效应有关（＞40岁），为常染色体显性遗传，由 *FGFR* 基因突变引起，出生后个体身材差异较大，智力不受影响。

2. 成骨不全（Ⅰ、Ⅲ、Ⅳ型）

（1）超声表现

① Ⅰ型表现为轻度短肢或无短肢，多不伴骨折。

② Ⅲ型表现为中至重度短肢，骨弯曲，骨化差，可有骨折，无胸廓狭小。

③ Ⅳ型表现为中度短肢，偶有骨折，骨化正常。

（2）主要鉴别诊断：与成骨不全Ⅱ型以及其他骨发育异常鉴别。

（3）临床意义及预后：为非致死性，畸形轻者预后好，畸形重者预后差，需轮椅生活，智力不受影响。

三、手足发育异常

1. 多指（趾）畸形

（1）超声表现

① 可分为桡侧/胫侧（轴前性）多指（趾）（图9-5）、尺侧/腓侧（轴后性）多指（趾）（图9-6）和中心性多指（趾）（中间三指）。

② 仅表现为皮肤及软组织凸起的多指诊断较困难，超声三维成像尤其是透明成像有助于诊断。

③ 可有伴发畸形。

（2）主要鉴别诊断：单纯多指（趾）畸形应与染色体综合征和遗传综合征相鉴别，如13三体综合征、Meckel-Gruber 综合征、Ellis-van Creveld 综合征和 DiGeorge 综合征。

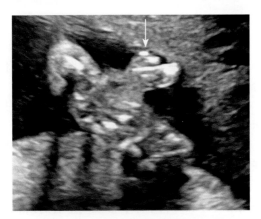

图 9-5　孕 25 周，轴前性多指（箭头处）

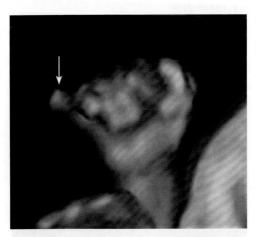

图 9-6　孕 23 周，轴后性多指，三维成像（箭头处）

（3）临床意义及预后：不伴其他畸形的单发多指（趾）畸形可手术，预后好，但可能遗留有功能障碍。

2. 并指畸形

（1）超声表现

① 不能清楚地显示各个手指（图 9-7），有骨性融合。

② 仅皮肤融合者诊断困难，表现为不能分开独立运动，三维成像有助于诊断。

（2）主要鉴别诊断：与染色体综合征和遗传综合征相鉴别，如 Apert 综合征（尖头并指畸形）。

（3）临床意义及预后：单纯并指（趾）的预后取决于畸形程度和外科手术，多发畸形者的预后取决于原发病。Apert 综合征在婴儿期死亡率大于 10%。

3. 足内翻（clubfoot）

（1）超声表现

① 胫腓骨长轴与足底在同一切面显示（图

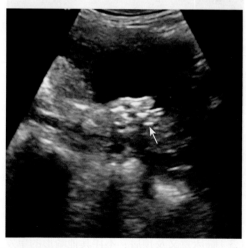

图 9-7　超声显示并指，观察 1 h 胎儿左手示指、中指和无名指，未见分离（箭头处）

9-8），三维成像有助于诊断。

②注意足内翻姿势是否是受宫内压迫（如子宫壁和肿瘤）引起，观察其活动。足内翻诊断有一定的假阳性率。

③扫查有无其他关节异常及其他系统畸形。注意羊水量以及有无羊膜带。

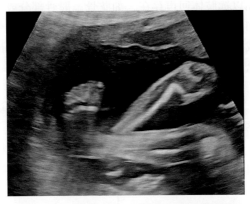

图 9-8　孕 23 周，左侧足内翻，胫腓骨长轴与脚掌在同一切面显示

（2）主要鉴别诊断：大部分足内翻为特发性单一畸形，少部分为染色体异常或非染色体异常综合征的表现，应予以鉴别。最常见的染色体畸形为 18 三体综合征。

（3）临床意义及预后：出生后可于矫形骨科行手法理疗或手术治疗，单纯足内翻及早治疗大部分预后好，可不影响足功能，出生后 9 个月以后开始治疗者预后相对较差。

4. 肢体缺如

（1）超声表现

① 横向缺如表现为从肩关节或髋关节以远的任何一个平面远端的肢体截断性缺如，指（趾）的缺失诊断较困难（图9-9、图9-10）。羊膜带综合征引起的截肢断面常不规则。

② 纵向缺如表现为肢体长骨部分或完全缺如，缺如以远肢体回声存在，如肱骨、股骨部分或完全缺如、尺桡骨缺如或发育不全（图9-11）、胫腓骨缺如或部分缺如以及手足纵行缺陷等。海豹肢畸形属于纵向缺如。

（2）主要鉴别诊断

① 单纯肢体缺如应与多发的畸形综合征和染色体综合征等相鉴别。

② 横向缺如应与纵向缺如相鉴别，其中对横向缺如应观察有无羊膜带。

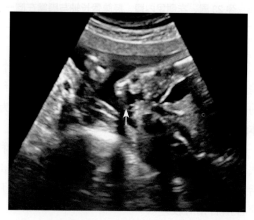

图9-9　二维超声示胎儿左手五个手指远端缺如（箭头处）

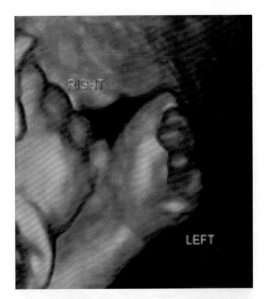

图 9-10　三维超声示胎儿左手五个手指远端缺如（与图 9-9 为同一患者）

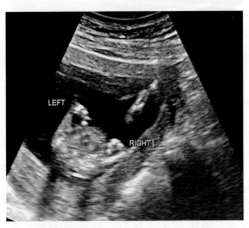

图 9-11　孕 14 周，胎儿双侧肱骨可探及，尺桡骨极短小，双手可探及，腕关节过度屈曲

（3）临床意义及预后：总的肢体缺陷的发生率约为 0.69/1000，预后取决于有无合并畸形和肢体缺如的严重程度。

5. 人鱼序列征

（1）超声表现

① 双下肢完全或部分性融合，呈固定的并列姿势（图 9-12），双足畸形或缺如。

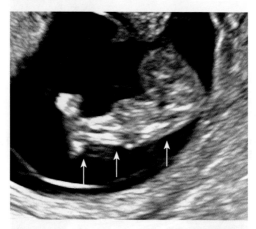

图 9-12　孕 12 周，胎儿双下肢完全性融合，姿势固定

② 泌尿、生殖系统及脊柱发育异常。

③ 羊水过少（由双肾畸形引起）。

④ 腹部及下肢血管异常，单脐动脉。

（2）主要鉴别诊断：应与尾退化不全相鉴别。后者与孕妇糖尿病相关，有脊柱下段缺如，但无并腿及单脐动脉。

（3）临床意义及预后：肺发育不全，常为致死性。

6. 桡骨缺如

（1）超声表现

① 在前臂纵切及横切图上均仅见一根长骨（尺骨）（图 9-13），或桡骨极短。尺骨也可缩短弯曲。

② 腕部弯曲，手内翻（向桡侧偏斜），经过长时间观察不能恢复正常姿势。常伴拇指缺如（图 9-13）。

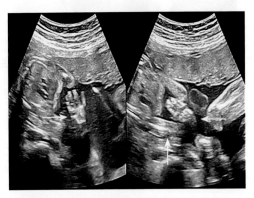

图 9-13　孕 27 周，胎儿左桡骨缺如，纵切面上胎儿左前臂仅见一根弯曲偏的长骨（向上箭头），腕关节屈曲且桡侧偏（向左箭头），在手冠状面上见大拇指未显示（向右箭头）

③ 三维成像有助于诊断（图 9-14）。

④ 仔细扫查排除伴发畸形。

（2）主要鉴别诊断：进行桡骨发育不全病因的鉴别诊断，包括单基因病、先天畸形综合征、染色体畸形（尤其 18 三体综合征）以及致畸原暴露。常见的综合征有心手综合征（Holt-Oram 综合征）、VACTERL 综 合 征（vertebrae, anus, cardiovascular tree, trachea, esophagus, renal system, and limb buds）、

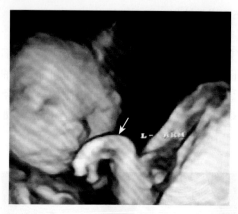

图 9-14　三维成像，胎儿左手向桡侧偏斜，左腕关节屈曲

Fanconi 贫血、血小板减少和桡骨缺如综合征等。

（3）临床意义及预后：桡骨发育不全或缺如可以引起手畸形和功能障碍，出生后需手术治疗，预后取决于严重程度、手术效果及并发畸形。

四、其他

1. 关节姿势异常

（1）超声表现

① 肢体关节姿势异常，长时间观察肢体关节活动受限。四肢近端关节可表现为髋关节脱位、关节过伸或过屈，远端关节可表现为手紧握拳和钩形手等（图 9-15）。先天性肌发育不全的特征性表现为肩关节内旋内收、肘关节过伸以及腕关节过屈。三维成像有助于诊断。

② 扫查各系统的伴随畸形，以及颈后透明层（NT）增厚、颈部水囊瘤和羊水过多（由于缺乏吞

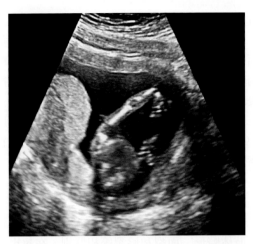

图 9-15　孕 16 周，胎儿双侧肘关节持续过伸，腕关节持续内收屈曲（观察 1 h 无变化）

咽运动）等。

（2）主要鉴别诊断：病因纷繁复杂，超声鉴别困难。有研究表明，近半数关节弯曲的原因为先天性肌发育不全（43%），其次为关节挛缩综合征（35%）、显性遗传型远端关节弯曲（7%）、多发先天性畸形（6%）和染色体畸形（2%）。

（3）临床意义及预后：出生后不能自主呼吸者预后差，死亡率高。出生后可自主呼吸者预后较好。预后取决于疾病的严重程度、矫形和功能康复的情况。大部分患者智力正常。

2. 羊膜带综合征（amniotic band syndrome, ABS）

（1）超声表现

① 羊膜束带如影响肢体，可表现为狭窄环（图

9-16、图 9-17），肢体截断和指（趾）远端部分缺如等。断端常不整齐，骨回声可突出于软组织。如影响面部，可表现为唇裂、腭裂、非对称性小眼畸形和脑膨出等；如影响腹壁，则为腹裂；如影响脊柱，可表现为脊柱侧凸、前凸或截断等。

② 如看到片状或条状羊膜束带附着在畸形处（图 9-18），则羊膜带综合征诊断明确，但不是在所有病例均可见到束带。

③ 畸形部位由于粘连固定，可活动受限。

（2）主要鉴别诊断

① 与非羊膜带综合征引起的露脑畸形、脑膨出、肢体畸形、面裂和唇裂等相鉴别。在超声下应注意畸形处有无羊膜带附着。

② 羊膜带应与宫腔内粘连带及纵隔子宫等鉴别。这些通常不与胎体相连。

（3）临床意义及预后：羊膜带综合征致严重畸形者预后差；单纯肢体或指（趾）狭窄环或截断者，可能影响局部肢体的功能。对于肢体或指（趾）缩窄、面裂和唇裂等，可在出生后行手术治疗，改善预后。羊膜带综合征为散发性，再次妊娠时再发率不增加。

3. 半椎体

（1）超声表现

① 矢状面显示脊柱椎体排列紊乱。如为后方半椎体，表现为脊柱后凸。

② 冠状面显示一三角形或楔形强回声，对侧椎体缺如，伴脊柱侧凸（图 9-19）。

③ 横切面显示半椎体仅有一侧骨化中心，另一侧缺如。

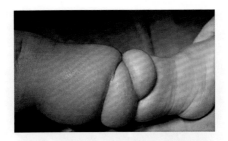

图 9-16　羊膜带综合征导致下肢多发狭窄环

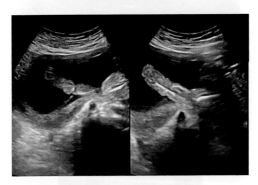

图 9-17　超声显示右小腿皮肤及皮下组织回声中断，胫腓骨回声连续，可见羊膜带附着

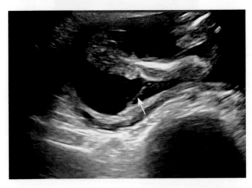

图 9-18　羊膜带（箭头）与肢体粘连（箭头处）

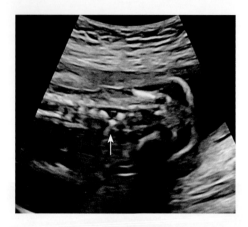

图 9-19　孕 23 周，胎儿第四腰椎半椎体（箭头处）

④ 三维超声有助于诊断（图 9-20）。

（2）主要鉴别诊断：半椎体常合并其他系统畸

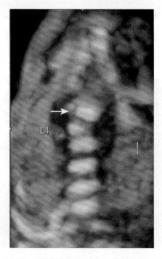

图 9-20　孕 23 周，胎儿第四腰椎半椎体三维成像（箭头处）

形，应注意鉴别。

（3）临床意义及预后：出生后评估。如脊柱侧凸加重伴呼吸困难，可行手术治疗。

五、常见骨骼肢体异常综合征的鉴别诊断

1. 短肋多指综合征　超声表现：

① 严重短肢。

② 短肋。

③ 胸廓狭小。

④ 多指。

2. 心手综合征（Holt-Oram 综合征）　为常染色体显性遗传病。超声表现为：

① 各种心脏畸形，最常见的为房间隔缺损，其次为室间隔缺损。

② 拇指畸形：短小、缺如、三节指骨、脱位和分叉等。

③ 腕骨和桡骨发育不全。

3. VATER 综合征（VACTERL 综合征）　超声表现为：

① 脊椎异常（与脊椎和肋骨发育不全相似）。

② 肛门闭锁。

③ 心脏畸形。

④ 气管食管瘘。

⑤ 肾异常（尿道闭锁伴肾积水）。

⑥ 肢体畸形（多指畸形、肱骨和桡骨发育不全及拇指近位）。

4. 无手足畸形（Horn-Kolb 综合征）　为常染色体隐性遗传，表现为双侧横向肢体缺如。超声表现为：

① 手、足缺如。

② 也可伴前臂、小腿缺如或发育不全。

（朱毓纯）

第十章
双胎妊娠异常

单绒毛膜双胎由于共用一个胎盘，双胎之间存在血流交通，因此可出现一系列并发症，包括：

双胎输血综合征（twin to twin transfusion syndrome，TTTS）。

双胎动脉反向灌注综合征（twin reversed arterial perfusion syndrome，TRAPS）。

双胎贫血多血质序列（twin anemia polycythemia sequence，TAPS）。

选择性宫内生长受限（selective intrauterine growth restriction，sIUGR）。

单绒毛膜双胎胎儿畸形的发生率高于单胎。

单羊膜囊双胎的并发症有脐带缠绕和联体双胎等。

一、双胎输血综合征

1. 超声表现　孕 16 周起筛查双胎输血综合征，每 2 周复查一次。

（1）扫查切面包括：

①胎儿生长径线测量。

②两个胎儿最大羊水池深度：双胎输血综合征最基本的表现为一胎羊水过多（孕 20 周前羊水池最大深度 > 8 cm，孕 20 周后羊水池最大深度 > 10 cm），一胎羊水过少（羊水池最大深度 < 2 cm）。

③膀胱是否可见。

④脐动脉（孕 16 周开始测量）、大脑中动脉（孕 20 周开始测量）及静脉导管血流测量。

⑤受血儿心脏容量负荷评估（心胸比和三尖瓣反流），以及有无水肿和体腔积液等。

⑥羊水过少胎儿可"贴附"于子宫壁，活动受限。

（2）诊断标准及分期详见表 10-1。

表 10-1　双胎输血综合征的 Quintero 分期

Ⅰ期	受血儿羊水过多，同时供血儿羊水过少
Ⅱ期	超声检查观察 60 min，供血儿的膀胱仍不显示
Ⅲ期	任一胎儿出现多普勒血流异常，如脐动脉舒张期血流缺失或倒置，静脉导管血流，大脑中动脉血流异常或脐静脉出现搏动
Ⅳ期	任一胎儿出现水肿
Ⅴ期	一胎儿或两胎儿发生宫内死亡

2. 主要鉴别诊断

（1）选择性宫内生长受限：双胎大小不一致，不存在羊水过多和过少。但选择性宫内生长受限与双胎输血综合征可以合并存在。

（2）双胎合并畸形及羊水量异常。

3. 临床意义及预后　预后取决于双胎输血综合征的分期、进展情况、治疗方式及效果。对 Quintero 分期Ⅱ期及以上的孕 16～26 周的双胎输血综合征，应首选胎儿镜激光术治疗。

二、双胎动脉反向灌注综合征

1. 超声表现

（1）双胎动脉反向灌注综合征又称为无心胎畸形。由于双胎之间动脉和动脉的吻合，从早孕期开始，一胎的血供通过另一胎由脐动脉供给，因此表现为：

① 受血儿（即无心畸胎）脐动脉内为反向血流（图 10-1），且约 2/3 的病例为单脐动脉。

② 受血儿无心脏的正常发育。

③ 无心胎其他脏器的发育有很大个体差异，上半身发育差于下半身，常无头无上肢。严重者无法辨认具体器官（图 10-2）。

④ 无心胎常有广泛皮下水肿。

⑤ 供血儿由于高心输出量，易出现心力衰竭的表现，如心脏增大、三尖瓣反流和水肿。

（2）扫查切面包括

① 生长径线：应定期随访，注意无心胎与正常胎儿腹围比值。

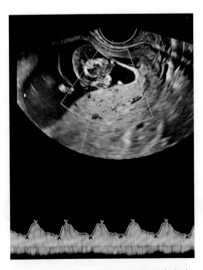

图 10-1　无心胎脐动脉内探及反向血流

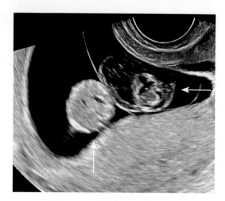

图 10-2　孕 12 周无心胎受血儿水肿，胎体结构难以辨认（横向箭头），左侧为正常供血儿（纵向箭头）

②最大羊水池深度。

③脐动脉血流。

④无心胎多切面扫查。

⑤供血儿心功能评估。

（3）双胎动脉反向灌注综合征分期见表 10-2。

2. 主要鉴别诊断

（1）双胎合并一胎胎死宫内：通过多普勒血流可以鉴别，死胎无血流，无生长。

（2）双胎合并一胎畸形：无心胎常被误以为

表 10-2　双胎动脉反向灌注综合征的分期

分期	表现
Ⅰa 期	泵血儿腹围比＜50% 且无并发症
Ⅰb 期	泵血儿腹围比＜50% 且伴有并发症
Ⅱa 期	泵血儿腹围比＞50% 且无并发症
Ⅱb 期	泵血儿腹围比＞50% 且伴有并发症

无脑儿，鉴别点为无心胎无心脏搏动，脐动脉血流反向。

（3）胎盘表面肿瘤：无心胎与胎盘不相连，有脐带，脐动脉血流反向。

3. 临床意义及预后　无心胎体积大，生长快速。如供血儿出现心功能不全和羊水过多，则提示预后差。如无心胎和供血胎体重比 > 0.7，则提示结局不良。临床可行减胎术。

三、双胎贫血多血质序列

1. 超声表现　双胎贫血多血质序列是由于双胎之间存在胎盘小动 - 静脉吻合，因此由一胎向另一胎输注红细胞，引起一胎贫血、一胎多血质。

（1）扫查切面

① 生长径线测量。

② 最大羊水池深度。

③ 脐动脉和大脑中动脉血流测量，大脑中动脉收缩期峰流速（ middle cerebral artery peak systolic velocity, MCA-PSV ）是反映胎儿贫血最敏感的指标。

④ 有无胎儿水肿。

（2）双胎贫血多血质序列的分期见表 10-3。

2. 主要鉴别诊断

（1）双胎输血综合征：与双胎输血综合征的区别在于无羊水量的异常。双胎贫血多血质序列可与双胎输血综合征并发，也可继发于双胎输血综合征激光术后。

（2）胎儿水肿：非双胎贫血多血质序列引起的胎儿水肿无大脑中动脉收缩期峰流速的差异。

3. 临床意义及预后　预后取决于分期。严重者

表 10-3　双胎贫血多血质序列的分期

分期	产前超声	产后血红蛋白差异（g/dl）
Ⅰ期	供血儿 MCA-PSV > 1.5 MoM，受血儿 MCA-PSV < 1.0 MoM	> 8
Ⅱ期	供血儿 MCA-PSV > 1.7 MoM，受血儿 MCA-PSV < 0.8 MoM	> 11
Ⅲ期	Ⅰ期或Ⅱ期合并多普勒血流异常（脐动脉舒张末期血流消失或反流，静脉导管 α 波缺失或反流，脐静脉搏动）	> 14
Ⅳ期	胎儿水肿	> 17
Ⅴ期	胎死宫内	> 20

可出现神经系统后遗症。治疗包括期待、宫内输血、选择性减胎、胎儿镜激光术及终止妊娠。

四、双胎选择性宫内生长受限

1. 超声表现

（1）诊断标准

① 胎儿羊水量正常，或仅有一个胎儿羊水量异常。

② 一个胎儿体重小于相应孕周体重的第 10 百分位数，另一个胎儿发育基本正常；或两个胎儿体重相差 25% 以上 [（大胎儿体重 — 小胎儿体重）/ 大胎儿体重]。

（2）根据脐动脉多普勒血流情况，双胎选择性宫内生长受限分为三型：

① Ⅰ型：脐动脉血流无异常。

② Ⅱ型：脐动脉舒张期血流消失或反流。

③ Ⅲ型：间歇性脐动脉舒张期血流消失或反流。

（3）扫查切面

① 生长径线测量。

② 最大羊水池深度。

③ 脐动脉和大脑中动脉血流测量。

④ 脐带胎盘插入点位置及胎盘份额。

⑤ 必要时测量小胎儿的静脉导管频谱。

2. 主要鉴别诊断　应与双胎输血综合征相鉴别。选择性宫内生长受限不存在羊水量的异常，如合并一胎羊水过多和另一胎羊水过少，则合并双胎输血综合征。

3. 临床意义及预后　取决于生长受限胎儿的分型：Ⅰ型预后最好，可于 34 周后分娩；Ⅱ型大多数需 30 周前分娩；Ⅲ型介于两者之间，于 32～34 周间终止妊娠，但合并胎儿神经系统损伤的风险最大。如发病孕周早，病情重，可行选择性减胎术。

五、双胎合并胎儿畸形

双胎合并胎儿畸形详见各章节。

1. 单绒毛膜双胎畸形的发生率高于单胎。

2. 双绒毛膜双胎畸形的发生率与单胎相近。

3. 双胎合并一胎畸形应与无心胎相鉴别。

六、双胎合并一胎胎死宫内

1. 超声表现　如一胎无胎心搏动及血流信号，即可诊断胎死宫内。

单绒毛膜双胎一胎死亡后由于双胎间胎盘血流的交通，一胎死亡后因血压瞬间消失，可出现另一胎向其灌注血流，因而导致存活胎儿脑损伤，应注意以下情况：

① 对存活儿应检测大脑中动脉收缩期峰流速，判断是否存在严重贫血。

② 应定期通过超声评估存活儿脑的发育情况。

③ 在双胎之一死亡后 4～6 周进行存活胎儿大脑影像学检查（包括胎儿头颅 MRI），观察是否存在脑室扩张、脑室周围异常回声、蛛网膜下腔增大及孔洞脑等脑损伤征象。

2. 主要鉴别诊断　主要与双胎动脉反向灌注综合征相鉴别，通过多普勒血流信号可鉴别。

3. 临床意义及预后　预后取决于存活儿是否发生神经系统损伤，以及分娩孕周。

七、联体双胎

1. 超声表现

① 联体双胎仅见于单羊膜囊双胎。

② 大部分联体双胎可以在孕 12～14 周做出诊断。

③ 超声表现为两个胎儿在胎动时亦无法分开，在宫内位置相对固定。

④ 通过多切面扫查，可以发现胎儿相连的部位，最常见的为胸腹部联体（图 10-3）。

⑤ 常伴胎儿姿势的异常，如颈部过度仰伸或脊柱弯曲异常等。

⑥ 腹部相连的双胎常常仅有一条脐带，而内部血管多于三条。

⑦ 如果联体的两个胎儿大小发育极不对称，则小胎儿称为寄生胎，可寄生于大胎儿的任何部位。

2. 主要鉴别诊断　应与单胎严重畸形和胎儿肿瘤等相鉴别。

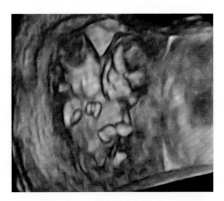

图 10-3　孕 12 周，三维超声显示双胎儿胸腹部联体

　　3. 临床意义及预后　预后取决于联体的严重程度及出生后手术的情况。未诊断或孕 24 周后诊断的联体双胎，引产过程中可出现难产和子宫破裂，增加了剖宫取胎的风险。

（朱毓纯）

第十一章
胎盘、脐带及羊水量异常

一、胎盘

1. 胎盘位置异常

（1）超声表现

① 边缘型前置胎盘（marginal placenta previa）：胎盘下缘紧邻宫颈内口，但未覆盖宫颈内口（图11-1）。

② 中央型前置胎盘 (complete placenta previa)：胎盘下缘覆盖并越过宫颈内口（图11-2）。

③ 胎盘低置 (low-lying placenta)：胎盘下缘距离宫颈内口的距离小于2 cm（图11-3）。

（2）主要鉴别诊断

① 胎盘下缘凝血块：胎盘下缘凝血块回声与胎

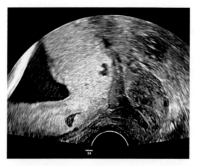

图 11-1　边缘型前置胎盘。胎盘下缘（箭头）紧邻宫颈内口

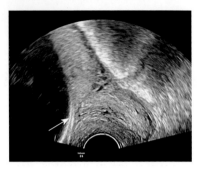

图 11-2 中央型前置胎盘。胎盘下缘覆盖宫颈内口

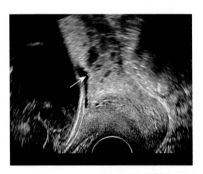

图 11-3 胎盘低置。胎盘下缘(箭头)距离宫颈内口约为 1.53 mm

盘回声相似时易将凝血块下缘误认为胎盘下缘。凝血块内部无血流信号，应区分两者的界限。

②子宫下段收缩：子宫下段收缩可造成宫颈内口上移的假象，或将收缩的肌壁误认为胎盘，应于收缩缓解后复查。

③膀胱过度充盈：膀胱过度充盈时子宫下段受压，前后壁贴合，造成宫颈内口上移的假象，应在排尿后复查。

（3）临床意义及预后：前置胎盘是妊娠期出血的主要原因。如处理不当，可危及母儿生命。

2. 胎盘附着异常

（1）胎盘植入（placenta accreta）

① 超声表现（图 11-4）

- 胎盘后方子宫肌层低回声带正常厚 1 ~ 2 cm，胎盘植入时明显变薄（≤ 2 mm）或消失，宫壁与胎盘之间的强回声蜕膜界面消失。
- 子宫与膀胱壁的强回声线变薄、不规则或连续性中断。
- 胎盘内常可见多发无回声腔隙，即"硬干酪"现象，可见桥血管延伸至膀胱黏膜下层。
- 胎盘附着处出现局部向外生长的包块。胎盘

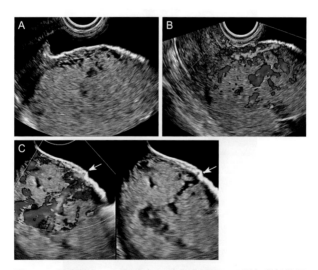

图 11-4　胎盘植入。A. 胎盘与肌壁分界不清；B. 彩色多普勒显示胎盘周围血管分布明显增多；C. 胎盘内可见多发无回声腔隙，可见桥血管延伸至膀胱黏膜下层（箭头）

绒毛组织侵及膀胱时，可见与子宫相邻的膀胱浆膜层强回声带消失，表现为一个局部外凸的结节状膀胱壁包块。

- 彩色多普勒显示胎盘周围血管分布明显增多，粗而不规则。

② 临床意义及预后：胎盘植入的主要并发症是胎儿娩出后胎盘难以剥离，引起产后出血，严重时需切除子宫以止血。本病也是造成孕妇死亡的主要原因。

（2）胎盘早剥（placental abruption）

① 超声表现

- 胎盘后方或边缘异常回声，形态不规则，边界不清，CDFI 示其内无血流信号（图 11-5）。

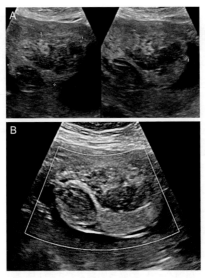

图 11-5　胎盘早剥。A. 胎盘后方可见不均质低回声区；B. 低回声区内未探及血流信号

- 胎盘增厚，回声增强，不均匀。
- 胎盘后血肿较大时，可见胎盘胎儿面凸向羊膜腔。
- 羊水内可探及低回声光点浮动及不均质回声团。

② 主要鉴别诊断

- 胎盘附着处子宫肌瘤：肌瘤的位置、大小及回声较为固定，内部可探及血流信号。胎盘早剥形成的血肿形态、大小及回声可能发生变化，且内部无血流信号。
- 子宫壁局部收缩：子宫壁的收缩是暂时性的，动态观察可见恢复正常。
- 胎盘后静脉丛：胎盘基底层下的管状回声沿肌壁走行，其内可探及密集点状回声浮动。CDFI可探及静脉型血流信号。
- 胎盘血池：为胎盘边缘的液性暗区，其内可探及密集点状回声浮动或呈云雾状。

③ 临床意义及预后

- 少量出血或小范围的局限性血肿预后较好。
- 胎盘广泛剥离、大量出血时，母体可能出现休克和DIC，胎儿可能出现宫内缺氧甚至胎死宫内。

3. 胎盘脐带插入点异常

（1）超声表现

① 帆状胎盘（velamentous placenta）：脐带附着于胎膜上，周围无胎盘组织覆盖（图11-6）。

② 球拍状胎盘(battledore placenta)：脐带附着于胎盘上，距胎盘边缘2 cm之内（图11-7）。

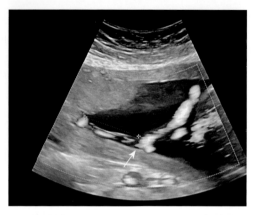

图 11-6　帆状胎盘。脐带附着于胎膜上（箭头），距胎盘边缘约为 37.3 mm

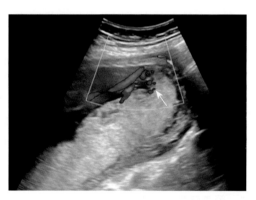

图 11-7　球拍状胎盘。脐带附着于胎盘边缘（箭头）

（2）主要鉴别诊断

①球拍状胎盘在某一平面可能显示正常，在另一平面则显示球拍状胎盘，因此全方位多切面观察很重要。

②要准确确定脐带插入点的位置。彩色多普勒应显示脐带血管深入胎盘实质内，而非仅邻近胎盘表面。

（3）临床意义及预后

①球拍状胎盘通常对母儿无影响。

②帆状胎盘若未合并血管前置，则一般对母儿无明显影响；若合并血管前置，预后同血管前置。

4. 副胎盘 (accessory placenta)

（1）超声表现：在主胎盘以外可见一个或多个实性团块，与主胎盘相间隔并有血管相通，内部回声及血流显像与主胎盘一致（图 11-8）。

（2）主要鉴别诊断：应与分叶状胎盘相鉴别。在分叶状胎盘叶与叶之间有胎盘组织相连。

（3）临床意义及预后

①若连接主胎盘与副胎盘间的血管跨越宫颈内口，则形成前置血管。

②若产前未发现副胎盘，可能导致产后胎盘滞留，使产后感染与产后出血的概率增加。

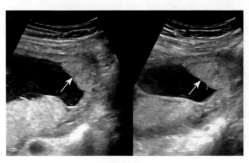

图 11-8 在主胎盘以外见一实性团块（箭头），回声与主胎盘一致，两者不相连

5. 绒毛膜血管瘤 (chorioangioma)

（1）超声表现

① 在胎盘内可见圆形或椭圆形团块，边界清，通常靠近绒毛膜表面，以低回声或蜂窝状无回声多见。

② CDFI 可探及血流信号，多为胎儿动脉血流频谱（图 11-9）。

（2）主要鉴别诊断

① 胎盘早剥：临床多有腹痛、阴道流血，形成的血肿多位于胎盘后方或胎盘边缘胎膜下，血肿内无血流信号。

② 胎盘内血肿：胎盘实质内的不均质回声区，

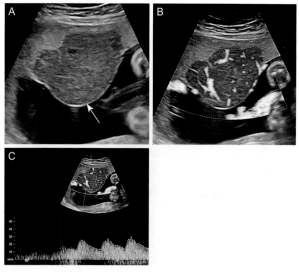

图 11-9 胎盘绒毛膜血管瘤。A. 胎盘内可见低回声团（箭头）；B. CDFI 可探及较丰富血流信号；C. 团块内为胎儿动脉血流频谱

CDFI 示其内无血流信号。

③ 肌瘤变性：胎盘后方肌壁间可见不均质低回声团，与胎盘分界清晰，其内及周边可探及血流信号，有子宫肌瘤史。

（3）临床意义及预后：较小的绒毛膜血管瘤对胎儿无明显影响，较大的绒毛膜血管瘤可合并羊水过多或胎儿生长受限。

二、脐带

1. 单脐动脉 (single umbilical artery)

（1）超声表现（图 11-10）

① 在脐带横切面上仅可探及一条脐动脉及一条脐静脉，呈"吕"字形排列，CDFI 显示为一红一蓝两条血管。

② 纵切面扫查始终只能显示一条脐动脉，且其内径较正常脐动脉粗。

③ CDFI 示在膀胱两侧仅可探及一条血管样回声。

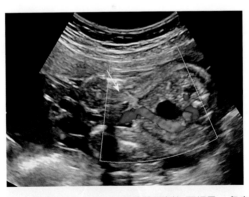

图 11-10　单脐动脉。CDFI 示在膀胱两侧仅可探及一条血管样回声

（2）临床意义及预后

① 单脐动脉的胎儿合并其他异常的发生率增加 30%~60%，其中包括合并其他畸形或合并染色体异常。

② 即使未合并其他异常，发生胎儿生长受限的风险也有所增加。

2. 脐带先露 (presentation of umbilical cord)

（1）超声表现：胎膜未破时，脐带位于胎先露部的前方或一侧（图 11-11）。

（2）主要鉴别诊断

① 血管前置：前置的血管固定于胎膜下，脐带先露时脐带位于羊水中。

② 脐带脱垂：脐带脱垂时宫颈内口处及宫颈管内均可见脐带回声，而脐带先露时脐带位于宫颈内口上方，不会出现于宫颈管内。

（3）临床意义及预后：随着胎动及孕妇宫缩，胎先露下降，脐带受压于胎先露与骨盆之间，使脐血

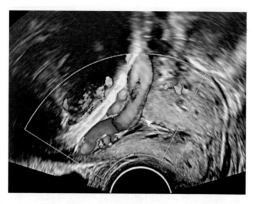

图 11-11 脐带先露。在宫颈内口上方可见脐带回声（箭头）

流受阻，易引起胎儿宫内缺氧。

3. 血管前置 (vasa precia)

（1）超声表现

① 在宫颈内口上方可探及血管样回声，沿宫颈内口或距宫颈内口 2 cm 以内的胎膜下穿行，血管缺少螺旋，位置固定不变。CDFI 可探及胎儿动脉血流信号（图 11-12）。

② 偶有脐动脉与脐静脉不伴行的情况，此时偶可探及脐静脉血流信号。

（2）主要鉴别诊断

① 脐带先露：部分脐带位于胎先露下方并漂浮

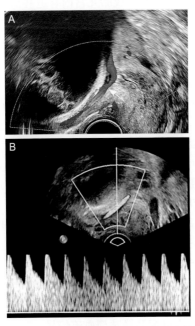

图 11-12　血管前置。A. 在宫颈内口上方可探及血管样回声（箭头）；B. CDFI 可探及胎儿动脉血流信号

于羊水中，而前置血管固定于胎膜下。

②宫颈及子宫下段扩张的血管：扩张的血管管腔纵横交错，迂曲走行于肌壁间。CDFI 示其内为母体动脉或静脉血流频谱。

③脐带脱垂：脐带脱垂时宫颈内口处及宫颈管内均可见脐带回声，而血管前置不会出现于宫颈管内。

④胎儿运动导致羊水流动产生多普勒效应：待胎儿静止时再观察，多普勒效应消失。

（3）临床意义及预后

①分娩过程中，前置的血管易被胎先露压迫，导致循环受阻，而造成胎儿宫内窘迫甚至死亡。

②前置的血管非常脆弱，胎膜破裂后血管一旦破裂，将造成胎儿迅速失血甚至死亡。

综上，血管前置的孕妇分娩方式以剖宫产为宜。

4. 脐带囊肿 (cyst of umbilical cord)

（1）超声表现：脐带内可见圆形无回声囊区，包膜完整，内透声好，CDFI 示其内无血流信号，局部脐带血管可能有受压改变。

（2）主要鉴别诊断

①脐带血肿：多见于侵袭性操作后，超声显示患处脐带膨隆变粗，内含不均质回声团。

②脐带水肿：即华通胶水肿，呈半透明状，超声主要表现为脐带增粗。

③胎盘绒毛膜囊肿：好发于胎盘的胎儿面，多角度扫查可显示囊肿位于胎盘内或与胎盘相连。

④脐静脉瘤样扩张：表现为脐静脉局部膨大。CDFI 示其内可探及静脉型血流信号。

⑤脐带其他肿瘤：如脐带血管瘤和脐带畸胎瘤等。

（3）临床意义及预后

① 妊娠早期出现的脐带囊肿可能是一种正常现象，可自行消失，亦可持续整个孕周。

② 妊娠中晚期出现的脐带囊肿与胎儿畸形及非整倍体有关。

③ 较大的脐带囊肿可压迫脐血管，造成胎儿窘迫、胎儿生长受限甚至胎死宫内。

三、羊水

1. 羊水过多 (polyhydramnios)

（1）超声表现：羊水最大深度（AFV）≥ 8 cm 或羊水指数（AFI）≥ 25 cm 为羊水过多。

（2）临床意义及预后

① 发生羊水过多时应仔细观察胎儿有无合并畸形，常见的有神经管畸形和消化道畸形。

② 围生儿的预后与羊水过多的严重程度及合并畸形的严重程度有关。羊水过多可引起早产、脐带脱垂、胎盘早剥和产后出血等。

2. 羊水过少 (oligohydramnios)

（1）超声表现：羊水最大深度 ≤ 2 cm 或羊水指数 ≤ 5 cm 为羊水过少，羊水指数介于 5 ~ 8 cm 为羊水偏少。

（2）临床意义及预后

① 发现羊水过少时，应进行系统的胎儿畸形检查，尤其关注胎儿泌尿系统检查。

② 羊水过少者，围生儿病死率明显高于羊水正

常者。若胎儿发现严重泌尿系统畸形，应及时终止妊娠。

③ 如无严重胎儿畸形且临近足月，可短期内复查羊水量，择期选择终止妊娠。

（李　晨）

第十二章
多普勒超声异常

一、脐动脉血流频谱异常表现及临床意义

1. 脐动脉舒张期血流流速降低，血流阻力增高（＞第 95 百分位数）（图 12-1）。

（1）提示胎盘及胎儿循环阻力增加，与胎儿缺氧、非匀称性胎儿生长受限、早产和胎死宫内有明显相关性。

（2）脐动脉舒张期血流流速降低程度与胎儿出现低氧血症或酸中毒的风险成正比。

（3）妊娠合并羊水过少、脐带绕颈、临床病理

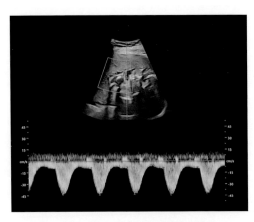

图 12-1　孕 36 周脐动脉血流阻力增高

妊娠或胎儿畸形也可引起 PI 值升高。

2. 脐动脉舒张期血流缺失或反向

（1）提示胎盘阻力异常增高，表明胎盘血管床超过 75% 已经出现阻塞甚至坏死。脐动脉舒张期血流频谱消失（图 12-2），85% 可能是低氧血症，50% 可能是酸中毒。脐动脉舒张末期血流频谱反向（图 12-3），围生儿死亡率是频谱正常者的 10 倍。

（2）发现脐动脉血流异常（包括脐动脉搏动指数＞第 95 百分位，脐动脉舒张期血流消失或反向）的生长受限胎儿需转诊至有胎儿生长受限监护和诊治经验的医疗中心进一步评估和适时终止妊娠，结合胎儿孕周、胎儿生长趋势、羊水量、静脉导管血流及电子胎心监护结果综合判断宫内监测终点。若上述监测结果保持良好，对于脐动脉搏动指数＞第 95 百分位者，每周行超声多普勒监测 2 次，宫内监测至 37 周。有脐动脉舒张末期血流缺失或反向者，

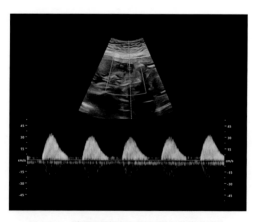

图 12-2　晚孕期脐动脉舒张期血流频谱消失

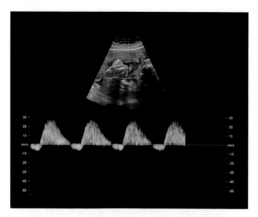

图 12-3　晚孕期脐动脉舒张期出现反向血流

每日行超声多普勒监测一次。前者宫内监测不超过孕 34 周，后者不超过孕 32 周。

二、脐静脉血流频谱异常表现及临床意义

脐静脉血流频谱出现搏动征象（图 12-4、图 12-5）为异常表现，见于胎儿宫内缺氧致心功能不全发生右心衰竭时，为胎儿宫内缺氧的晚期指标。此征象不能预测早期缺氧。

三、静脉导管血流频谱异常表现及临床意义

1. 血流频谱异常表现

（1）静脉导管 a 波流速降低、消失或倒置（图 12-6）：提示胎儿右心后负荷增加至右心功能显著恶化，对缺氧已无法代偿，不良结局发生率明显增高，多见于以下几种情况：

① 先天性心血管畸形，如心室流入道或流出道

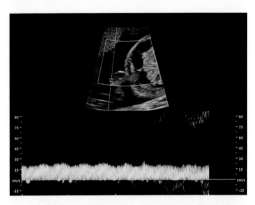

图 12-4　脐静脉血流频谱呈搏动征象

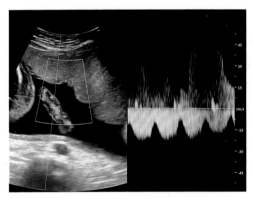

图 12-5　脐静脉血流频谱呈搏动征象

畸形、室间隔缺损、单心房、心肌病和大量心包积液等。

② 胎儿心律失常，如胎儿室上性心动过速和期前收缩。

③ 引起胎盘阻力增加的疾病，如妊娠高血压等。

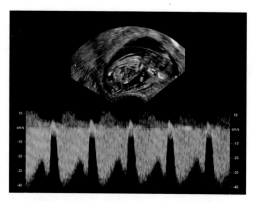

图 12-6　静脉导管血流频谱可见 a 波反流

（2）静脉导管流速明显增加，见于胎儿贫血。

2. 临床意义

（1）静脉导管血流频谱形态异常与胎儿颈后透明层厚度（NT）增厚合并存在对于早期筛查复杂先天性心脏畸形具有重要指导意义。

（2）未足月生长受限胎儿，若脐动脉血流异常（舒张末期血流缺失或反向）同时合并静脉导管 a 波异常（缺失或反向），估计胎儿可能存活［≥ 24 周且估测胎儿体重（estimated fetal weight）> 500 g］者，建议尽快完成糖皮质激素促胎肺成熟后积极终止妊娠。

（3）静脉导管血流频谱异常对新生儿酸中毒和不良结局有一定的预测价值。

（4）欧洲脐血流随机试验（trial of umbilical and fetal flow in Europe, TRUFFLE）研究认为以静脉导管 a 波或反向作为终止妊娠指征的新生儿，神经损伤发生率（5%）明显低于电子胎心监护短变异异常组（15%）。

四、大脑中动脉血流频谱异常表现及临床意义

1. 血流频谱异常表现

（1）大脑中动脉收缩期峰流速（MCA-PSV）增高（图12-7）

① 妊娠中期MCA-PSV增高提示胎儿可能贫血，可作为无创性诊断胎儿贫血的手段之一。

② 目前国际上通用Mari等制定的胎儿MCA-PSV参考值作为判断标准。MCA-PSV>1.29 MoM为轻度贫血，>1.5 MoM为中度贫血，>1.55 MoM为重度贫血。

（2）大脑中动脉血流阻力降低（图12-8）

① 妊娠晚期大脑中动脉出现血流阻力下降，提示胎儿可能处于缺氧早期。

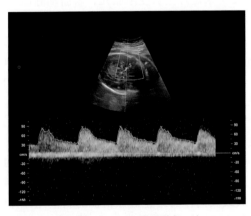

图 12-7　孕33周 MCA-PSV 流速增高，达 81.1 cm/s

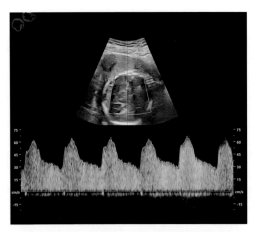

图 12-8　孕 34 周胎儿大脑中动脉血流阻力降低

②严重缺氧进入缺氧失代偿期时，胎儿大脑中动脉阻力升高。此时脑血流阻力不能真正反映胎儿的缺氧程度。

2. 临床意义

（1）≥孕 32 周的生长受限胎儿，若脐动脉舒张末期血流正向，大脑中动脉搏动指数减低（＜第 5 百分位），对于新生儿酸中毒有一定的预测价值，可作为决定分娩时机的参考。对于＜孕 32 周的生长受限胎儿，大脑中动脉血流预测新生儿胎儿酸中毒和不良结局的准确度有限。

（2）在监测占脐动脉很大比例的轻度胎盘功能异常者和迟发型脐动脉胎儿方面，大脑中动脉较脐动脉有更高的敏感度。这部分胎儿脐动脉血流频谱可能正常，但 MCA-PI 降低。研究表明脐动脉多普勒正常但已有宫内心脏重塑及功能障碍性证据的脐

表 12-1　胎儿贫血时 MCA-PSV 阈值（cm/s）

孕周 (w)	1.00 MoM	1.29 MoM	1.5 MoM	1.55 MoM
14	19.3	24.9	28.9	29.9
15	20.2	26.1	30.3	31.3
16	21.1	27.2	31.7	32.7
17	22.1	28.5	33.2	34.3
18	23.2	29.9	34.8	36.0
19	24.3	31.3	36.5	37.7
20	25.5	32.9	38.2	39.5
21	26.7	34.4	40.0	41.4
22	27.9	36.0	41.9	43.2
23	29.3	37.8	43.9	45.4
24	30.7	39.6	46.0	47.6
25	32.1	41.4	48.2	49.8
26	33.6	43.3	50.4	52.1
27	35.2	45.4	52.8	54.6
28	36.9	47.6	55.4	57.2
29	38.7	49.9	58.0	60.0
30	40.5	52.2	60.7	62.8
31	42.4	54.7	63.6	65.7
32	44.4	57.3	66.6	68.8
33	46.5	60.0	69.8	72.1
34	48.7	62.8	73.1	75.5
35	51.1	65.9	76.7	79.2
36	53.5	69.0	80.3	82.9
37	56	72.2	84.0	86.8
38	58.7	75.7	88.0	91.0
39	61.5	79.3	92.2	95.3
40	64.4	83.1	96.6	99.8

引　自：Mari G, Deter RL, Carpenter RL, *et al.* Noninvasive diagnosis by Doppler ultrasonography of fetal anemia due to maternal red-cell alloimmunization. Collaborative Group for Doppler Assessment of the Blood Velocity in Anemic Fetuses. N Engl J Med, 2000, 342(1):9-14.

动脉胎儿，短期内可出现 MCA-PI 增加及 PSV 降低，与发病孕周及脐动脉多普勒无关。

五、子宫动脉血流频谱异常表现及临床意义

1. 妊娠早期子宫动脉 PI 值＞第 90 百分位与子痫前期尤其早发子痫前期有关，且结合孕妇病史、平均动脉血压和血清胎盘生长因子筛查更准确。

2. 妊娠中晚期子宫动脉 S/D、RI 值及 PI 值升高，舒张早期出现切迹（图 12-9、图 12-10），常见于病理妊娠，如子痫前期、早发型子痫前期及胎儿生长受限（小于胎龄儿）等。妊娠晚期子宫超声多普勒血流监测可预测妊娠期高血压疾病围生期并发症的发生情况。

3. 胎儿生长受限专家共识（2019 版）不建议将子宫动脉血流用于早中孕期胎儿生长受限的常规筛查。

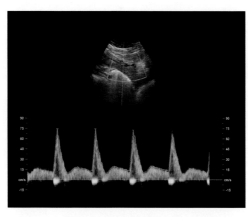

图 12-9　孕 27 周子宫动脉舒张早期出现深切迹

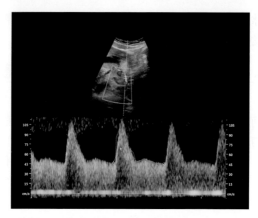

图 12-10　孕 36 周子宫动脉舒张早期出现浅切迹

（王林林）

第十三章
早中孕期超声软指标

超声软指标是指与染色体非整倍体异常（最常见 21 三体综合征）相关的微小超声异常。

一、早孕期超声软指标

1. 颈后透明层厚度（nuchal translucency, NT）增厚

（1）超声诊断：NT 值 ≥ 2.5 mm 即为增厚。且随着增厚程度的增加，胎儿发生染色体异常的概率增加。

（2）与染色体异常的相关性：NT 是目前使用最多、最普遍的超声软指标。在 NT 增厚的胎儿中，约有 10% 合并有染色体异常，其中包括 21 三体综合征、18 三体综合征、13 三体综合征，以及 45, X（特纳综合征）等。

2. 胎儿鼻骨（nasal bone）异常

（1）超声诊断：包括鼻骨缺如（图 13-1）和鼻骨发育不全（鼻骨短小和单侧鼻骨缺如等）。

（3）与染色体异常的相关性：是胎儿染色体非整倍体异常较为灵敏而有效的超声软指标，尤其是 21 三体综合征。

3. 静脉导管 (venous duct)

（1）超声诊断：包括静脉导管 a 波缺失和反流（图 13-2）。

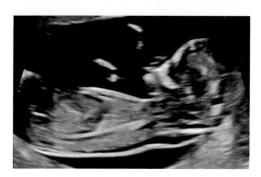

图 13-1 21 三体综合征胎儿鼻骨回声不明显

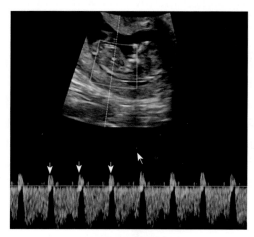

图 13-2 箭头示静脉导管血流频谱 a 波反流

（2）与染色体异常的相关性：联合 NT 增厚，可以提高先天性心脏病的检出率，但作为单独的筛查指标，其灵敏度有所降低。

二、中孕期超声软指标

某些超声指标单独出现时与染色体异常无关或相关性低，但与其他指标同时出现时，胎儿染色体异常的风险增加，如心内强光点、脉络丛囊肿、肾盂增宽和单脐动脉等。有些超声软指标本身会增加胎儿染色体异常的风险，并且随着异常程度的增加，染色体异常的风险进一步增加，如侧脑室增宽、NF增厚、肠管强回声和长骨短等。

1. 心室内强光点（echogenic intracardic focus, EIFS）

（1）超声诊断：是胎儿心室乳头肌上的点状强回声（图13-3），回声强度与骨骼一致，与乳头肌腱索炎症有关，80%以上出现在左心室。

（2）与染色体异常的相关性：与21三体综合征相关，但灵敏度及特异度均较低。低危人群孤立存在的心室强回声点不增加染色体异常的风险。与胎

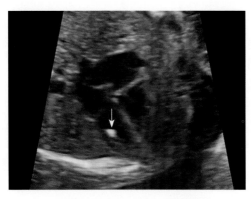

图 13-3　箭头示左心室内点状强回声

儿心脏畸形及其他染色体异常无相关性。

2. 脉络丛囊肿 (choroidplexuscyst)

（1）超声诊断：表现为胎儿脉络丛内的无回声囊区 ≥ 3 mm（图 13-4）。通常为一过性指标，在孕 20 周前后可被发现，孕 24 周后消失。

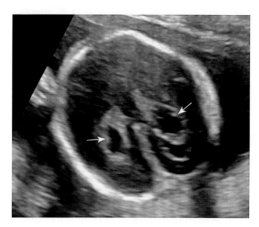

图 13-4　箭头示胎儿双侧脉络丛内囊性回声

（2）与染色体异常的相关性：与 21 三体综合征无关，也不增加正常胎儿神经系统发育迟缓的风险。若同时合并其他结构异常，胎儿发生 18 三体综合征的风险增高。

3. 轻度肾盂增宽

（1）超声诊断：28 周前肾盂前后径 ≥ 4 mm，28 周（包括 28 周）后肾盂前后径 ≥ 7 mm（图 13-5）。

（2）与染色体异常相关性：为 21 三体综合征的超声软指标，但灵敏度低。在妊娠中期的发生率为 0.6% ~ 4.5%。

4. 单脐动脉

（1）超声诊断：于膀胱两侧仅探及一条脐血管回声（图 13-6）。脐带横断面显示两个管腔结构（图 13-7）。

（2）与染色体异常的相关性：发生率为 0.3%。

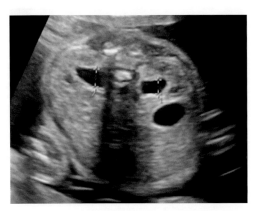

图 13-5　腹部横切面示胎儿双侧肾盂分离

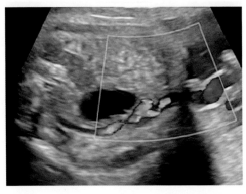

图 13-6　彩色多普勒在膀胱两侧仅显示一条脐血管

单独存在不增加染色体异常的风险。如伴有结构异常或胎儿生长受限，则发生染色体异常的风险增加。

5. 侧脑室增宽 (lateral vertricle broadening)

（1）超声诊断：胎儿侧脑室宽度≥ 10.0 mm（图13-8）。

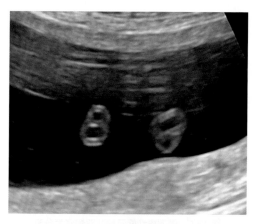

图 13-7　在脐带横断面显示两个管腔结构

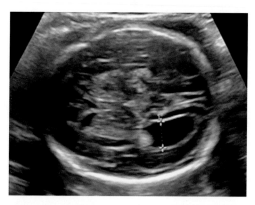

图 13-8　丘脑水平切面示胎儿一侧脑室轻度增宽

①轻度：10.0～12.0 mm。

②中度：12.1～14.9 mm。

③重度：≥15.0 mm。

（2）与染色体异常的相关性：与胎儿染色体异常、病毒感染和脑发育异常相关。侧脑室增宽使胎儿神经系统远期发育异常的风险增加10%～30%。

6. NF增厚 (nuchal skin fold thick)

（1）超声诊断：指妊娠在15～20周，胎儿颈后透明层厚度（NT）厚度≥6 mm（图13-9）。

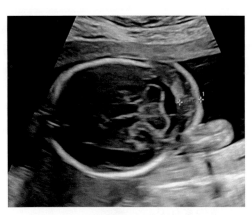

图13-9　小脑横切面测量胎儿NF增厚

（2）与染色体异常的相关性：该指标与胎儿染色体非整倍体异常高度相关，如21三体综合征。且NF越厚，发生胎儿异常的风险就越大。

7. 肠管回声增强

（1）超声诊断：肠管回声强度等于或高于周围骨组织回声时为回声增强（图13-10）。

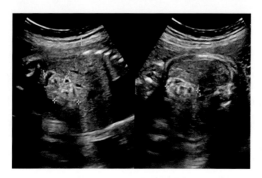

图 13-10　胎儿下腹肠管回声接近骨骼

（2）与染色体异常的相关性：与染色体非整倍体异常相关，且随回声增强发生染色体异常的风险增加。另外，肠管回声增强也与囊性纤维化、病毒感染及胎儿生长受限等有关。

8. 长骨短

（1）超声诊断：股骨长 / 足长 <0.88 或股骨长小于同孕龄 2 个标准差以上。

（2）与染色体异常相关性：与胎儿染色体异常（如 21 三体综合征）、胎儿骨发育不全、胎儿生长受限和遗传等因素有关。

（景柏华）

参考文献

1. 邓学东主编. 产前超声诊断与鉴别诊断. 北京：人民军医出版社, 2013: 186-187.

2. 何怡华, 姜玉新. 胎儿心脏病产前超声诊断咨询及围产期管理指南. 北京：人民卫生出版社, 2015.

3. 何怡华, 刘迎龙, 张烨. 胎儿超声心动图学. 北京：人民卫生出版社, 2013.

4. 胡守容, 郭蓉, 贺玉梅, 等. 产前超声检查对胎儿卵圆孔血流受限或提前闭合的诊断价值. 中国产前诊断杂志（电子版）, 2018, 10(1): 44-46.

5. 胡淑君. 胎儿心胸径线及比值的测量与临床价值. 中华围产医学杂志, 2001, 4(2): 76-78.

6. 黄志新, 邓学东, 车慧娟. 胎儿先天性肺囊腺瘤样畸形产前超声诊断及临床意义. 中华医学超声杂志：电子版, 2012, 9(11): 968-972.

7. 李胜利, 罗国阳. 胎儿畸形产前超声诊断学. 2版. 北京：科学出版社, 2017.

8. 罗田田. 超声心动图新技术评价胎儿心功能研究进展. 中国医学影像技术, 2018, 34(9): 1299-1302.

9. 孙夫丽, 吴青青, 王莉, 等. ISUOG实用指南（更新版）：胎儿心脏超声筛查指南解读. 中华医学超声杂志（电子版）, 2014, 11(04): 283-290.

10. 尹立雪. 胎儿超声心动图检查规范——美国超声心动图学会指南解读. 实用医院临床杂志, 2012, 09(5): 1-2.

11. 于洁. 胎儿血流多普勒波形测定的临床评价. 中国产前诊断杂志（电子版）, 2011, 03(1):26-30. DOI:10.3969/j.issn.1674-7399.2011.01.006.

12. 赵胜. ISUOG胎儿心脏超声检查指南（修订版）. 中国产前诊断杂志（电子版）, 2014, 6(01): 46-54.

13. 中国医师协会超声医师分会. 中国产科超声检查指南. 北京. 人民卫生出版社, 2019.

14. 中华医学会超声医学分会超声心动图学组. 中国胎儿超声心动图检查规范. 中华超声影像学杂志, 2015, 24(11): 921-926.

15. 中华医学会妇产科学分会计划生育学组. 剖宫产术后子宫瘢痕妊娠诊治专家共识(2016). 中华妇产科杂志, 2016, 51(8): 568-572.

16. 中华医学会围产医学分会胎儿医学学组, 中华医学会妇产科学分会产科学组. 双胎妊娠临床处理指南 (2015). 中华妇产科杂志, 2015, 50: 561-567, 641-647.

17. 中华医学会围产医学分会胎儿医学学组, 中华医学会妇产科学分会产科学组. 胎儿生长受限专家共识 (2019 版). 中国产前诊断杂志 (电子版), 2019, 11(4): 78-98.

18. 中华医学会围产医学分会胎儿医学学组, 中华医学会妇产科学分会产科学组. 胎儿生长受限专家共识 (2019 版). 中国产前诊断杂志 (电子版), 2019, 11(4): 78-98.

19. Acharya G, Wilsgaard T, Berntsen GKR, *et al.* Reference ranges for serial measurements of umbilical artery Doppler indices in the second half of pregnancy. Ame J Obstet Gynecol, 2005, 192, 937-944.

20. Akolekar R, Sarno L, Wright A, *et al.* Fetal middle cerebral artery and umbilical artery pulsatility index: effects of maternal characteristics and medical history. Ultrasound Obstet Gynecol, 2015, 45(4): 402-408.

21. Baschat AA, Weiner CP. Umbilical artery doppler screening for detection of the small fetus in need of antepartum surveillance. Am J Obstet Gynecol, 2000, 182(1 Pt 1): 154-158.

22. Buck Louis GM, Grewal J, Albert PS, *et al.* Racial/ethnic standards for fetal growth: the NICHD Fetal Growth Studies. Am J Obstet Gynecol, 2015, 213(4): 449. e1-449.e41.

23. EBBING C, Rasmussen S, Kiserud T, Middle cerebral artery blood flow velocities and pulsatility index and the cerebroplacental pulsatility ratio: longitudinal reference ranges and terms for serial measurements. Ultrasound Obstet Gynecol, 2007, 30: 287-296.

24. Cavalheiro S, da Costa MDS, Mendonca JN, *et al.* Antenatal management of fetal neurosurgical diseases. Child's nervous system:ChNS: official journal of the International Society for Pediatric Neurosurgery, 2017, 33: 1125-1141.

25. Cheng YKY, Lu J, Leung TY, *et al.* Prospective asesment of INTERGROWTH-21st and World Health Organization estimated fetal weight reference curves. Ultrasound Obstet Gynecol, 2018, 51(6): 792-798.

26. Cohen HL, J cooper, PEisenberg, *et al.* Normal length of fetal kidneys: sonographic study in 397 obstetric patients. Am J Roentgenol, 1991, 157(3): 545-548.

27. Crombleholme TM, Coleman B, Hedrick H, *et al.* Cystic adenomatoid malformation volume ratio predicts outcome in prenatally diagnosed cystic adenomatoid malformation of the lung. J Pediatr Surg, 2002, 37(3): 331-338.

28. D'Antonio F, Khalil A, Garel C, P *et al.* Systematic review and meta-analysis of isolated posterior fossa malformations on prenatal imaging (part 2): neurodevelopmental outcome. Ultra in Obstetr & Gynecol, 2016, 48: 28-37.

29. D'Antonio F, Pagani G, Familiari A, *et al.* Outcomes associated with isolated agenesis of the corpus callosum: a meta-analysis. Pediatrics, 2016, 138.

30. Doubilet PM, Benson CB, Bourne T, *et al.* Diagnostic criteria for nonviable pregnancy early in the first trimester. N Engl J Med, 2013, 369(15): 1443-1451.

31. Ferraro NF. Dental, orthodontic, and oral/maxillofacial evaluation and treatment in Apert syndrome. Clinics in plastic surgery, 1991, 18: 291-307.

32. Filly RA, Cardoza JD, Goldstein RB, *et al.* Detection of fetal central nervous system anomalies: a practical level of effort for a routine sonogram. Radiology 1989; 172: 403-438.

33. Gomez O, Figueras F, Fernandez F, *et al.* Reference ranges for uterine artery mean pulsatility index at 11 41 weeks of gestation. Ultrasound Obstet Gynecol, 2008, 32: 128 132.

34. Hadlock F P; Harrist R B; Martinez-PoyerIn J; utero analysis of fetal growth: a sonographic weight standard Radiology, 1991, 181(1):129-33. DOI:10.1148/radiology. 181.1.1887021.

35. Hadlock FP, Deter RL, Harrist RB, *et al.* Estimating fetal age: computer-assisted analysis of multiple fetal growth parameters. Radiology, 1984, 152: 497-501.

36. Hellman LM, Kobayashi M, Fillisti L, *et al.* Growth and development of the human fetus prior to the twentieth week of gestation. Am J Obstet Gynecol, 1969, 103(6): 789-800.

37. Hill LM, Guzick D, Fries J, *et al.* The transverse cerebellar diameter in estimating gestational age in the large for gestational age fetus. Obstet Gynecol, 1990, 75: 981-985.

38. Hofmeyr GJ, Lawrie TA, Atallah áN, *et al.* Calcium supplementation during pregnancy for preventing hypertensive disorders and related problems. Cochrane Database Syst Rev,

2018, 10: CD001059.

39. Huel C, Guibourdenche J, Vuillard E, *et al.* Use of ultrasound to distinguish between fetal hyperthyroidism and hypothyroidism on discovery of a goiter. Ultrasound Obstetr Gynecol, 2009, 33(4): 412-420.

40. Jeanty P, Romero R. Obstetrical Ultrasound. New York: McGraw-Hill, 1984.

41. Li X, Zhou Q, Huang H, *et al.* Z-score reference ranges for normal fetal heart sizes throughout pregnancy derived from fetal echocardiography. Prenat Diagn, 2015, 35(2): 117-124.

42. Lustig-Gillman I, Young BK, Silverman F, *et al.* Fetal intraventricular hemorrhage: sonographic diagnosis and clinical implications. J Clinic Ultrasound, 1983, 11: 277-280.

43. Mackel CE, Jada A, Samdani AF, *et al.* A comprehensive review of the diagnosis and management of congenital scoliosis. Child's nervous system, 2018, 34: 2155-2171.

44. Malinger G. Ultrasonography of the prenatal brain. New York: Mcgraw Hill, 2012.

45. Mari G, Deter RL, Carpenter RL, *et al.* Noninvasive diagnosis by Doppler ultrasonography of fetal anemia due to maternal red-cell alloimmunization. Collaborative Group for Doppler Assessment of the Blood Velocity in Anemic Fetuses. N Engl J Med. 2000, 342(1): 9-14.

46. Marlow J, Thomas J. A review of congenital diaphragmatic hernia. Australas J Ultrasound Med, 2013, 16(1): 16-21.

47. McCarthy EA, Walker SP. International fetal growthstandards: one size fits all. Lancet, 2014, 384(9946): 835-836. DOI:10.1016/S0140-6736(14)61416-1.

48. Miaoying Fan, Daniel W. Placental chorioangioma: literature review. Skupski. J Perinat Medicine, 2014 (3): 273-279.

49. Mikolajczyk RT, Zhang J, Betran AP, *et al.* A global reference for fetal-weight and birthweight percentiles. Lancet, 2011, 377(9780): 1855-1861.

50. Moldenhauer JS, Adzick NS. Fetal surgery for myelomeningocele: after the Management of Myelomeningocele Study (MOMS). Seminars in fetal & neonatal medicine, 2017, 22: 360-6.

51. Nguyen HT, Benson CB, Camphell. JB Multidisciplinary consensus on the classification of prenatal and postnatal urinary

tract dilation (UTD classification system). J Pediatr Urol, 10(6): 982-998, 2014.

52. Nicolaides KH, Snoders RJ, Cheng HH, et al. Fetal gastro-intestinal and abdominal wall defects:associated malformations and chromosomal abnormalities. Fetal Diagn Ther, 1992, 7: 102-115.

53. Nicolaides KH. Nuchal translucency and other first-trimester sonographic markers of chromosomal abnormalities. Am J Obstet Gynecol, 2004, 191(1): 45-67.

54. Oros D, ruiz-martinez S, Staines-urias S, Reference ranges for Doppler indices of umbilical and fetal middle cerebral arteries and cerebroplacental ratio: systematic review. Ultrasound Obstet Gynecol, 2019, 53: 454 464.

55. Pasguini L, Mellander M, Seale A, et al. Z-scores of the fetal aortic isthmus and duct: an aid to assessing arch hypoplasia. Ultrasound Obstet Gynecol, 2007, 29(6): 628-633.

56. Peixoto AB, Caldas TM, Martins WP, et al. Reference range for the pulsatility index ductus venosus Doppler measurement between 11 and $13^{+}6$ weeks of gestation in a Brazilian population. J Matern Fetal Neonatal Med, 2016, 29(17): 2738-2741.

57. Poon LC, Stratieva V, Piras S, et al. Hypertensive disorders in pregnancy: combined screening by uterine artery Doppler, blood pressure and serum PAPP-A at 11-13 weeks. Prenat Diagn, 2010, 30(3): 216-223. doi:10.1002/pd.2440.

58. Poon LCY, Staboulidou I, Maiz N, et al. Hypertensive disorders in pregnancy: screening by uterine artery Doppler at 11-13 weeks. Ultrasound Obstet Gynecol, 2009, 34: 142-148.

59. Quintero RA, Morales WJ, Allen MH, et al. Staging of twin-twin transfusion syndrome. J Perinatol, 1999, 19(8 Pt1): 550-555.

60. Renier D, Sainte-Rose C, Pierre-Kahn A, et al. Prenatal hydrocephalus: outcome and prognosis. Child's nervous system, 1988, 4: 213-222.

61. Robinson HP, Fleming JE. A critical evaluation of sonar "crown-rump length" measurements. Br J Obstet Gynaecol. 1975, 82(9): 702-710.

63. Sabria J, Comas C, Barcelo-Vidal C, et al. Updated reference ranges for the ductus venosus pulsatility index at 11-13 weeks. Fetal Diagn Ther, 2012, 32(4): 271-276.

64. Shapiro, S. Degani, Z. Leibovitz, et al. Fetal cardiac measurements derived by transvaginal and transabdominal cross-sectional echocardiography from 14weeks of gestation to term. Ultrasound Obstet Gynecol, 1998, 12: 404-418.

65. Slaghekke F, Kist WJ, Oepkes D, et al. Twin anemia-polycythemia sequence: diagnostic criteria, classification, perinatal management and outcome. Fetal Diagn Ther, 2010, 27(4): 181-190.

66. Sonek J, Borenstein M, Dagklis T, et al. Frontomaxillary facial angle in fetuses with trisomy 21 at 11-13(6) weeks. Am J Obstet Gynecol, 2007, 196(3): 271.e1-271.e2714.

67. Sonek JD, McKenna D, Webb D, et al. Nasal bone length throughout gestation: normal ranges based on 3537 fetal ultrasound measurements. Ultrasound Obstet Gynecol, 2003, 21(2): 152-155.

68. Sonographic examination of the fetal central nervous system: guidelines for performing the 'basic examination' and the 'fetal neurosonogram'. Ultrasound in obstetrics & gynecology: the official journal of the International Society of Ultrasound in Obstetrics and Gynecology, 2007, 29: 109-16.

69. Sotiriadis A, Hernandez-Andrade E, da Silva Costa F, et al. ISUOG Practice Guidelines: role of ultrasound in screening for and follow-up of pre-eclampsia. Ultrasound Obstet Gynecol, 2019, 53(1): 7-22. Doi:10.1002/uog.20105.

70. Stirnemann J, Villar J, Salomon LJ, et al. International estimated fetal weight standards of the INTERGROWT H-21st Project. Ultrasound Obstet Gynecol, 2017, 49(4): 478-486. DOI:10.1002/uog.17347 .

71. Tongprasert F, Srisupundit K, Luewan S, et al. Normal reference ranges of ductus venosus doppler indices in the period from 14 to 40 weeks gestation. Gynecol Obstet Invest, 2012, 73(1): 32-37.

72. Vuuren SH, Damen-Elias HA, Stigter RH, et al. Size and volume charts of fetal kidney, renal pelvis and adrenal gland. Ultrasound Obstet Gynecol, 2012, 40: 659-664.

73. Wada S, Jwa SC, Yumoto Y, et al. The prognostic factors and outcomes of primary fetal hydrothorax with the effects of fetal intervention. Drenat Diagn, 2017, 37 (2): 184_192. DOI:10. 1002/pd. 4989.

74. Wilson RD. Prenatal screening, diagnosis, and pregnancy

management of fetal neural tube defects. J Obstetr Gynaecol Canada, 2014, 36: 927-939.

75. Woodward, Paula J. Diagnostic imaging: obstetrics. 3 Edit. Elsevier, 2016.

常用产科超声及胎儿医学相关网站

1. 英国胎儿医学基金会 (Fetal Medical Foundation): www.fetalmedicine.com
2. 国际妇产科超声学会 (ISUOG): www.isuog.org
3. 美国母胎医学会：www.smfm.org
4. 美国妇产科学会：www.acog.org
5. INTERGROWTH-21st 网址：www. intergrowth21.org
6. 孕算 - 胎儿医学计算器（微缩小程序）
7. 孕生通 - 胎儿医学计算器：www.user.mutaiwang.com

索　引